SUR
LE CHOLÉRA-MORBUS,

SES CAUSES,
SA NATURE, MANIÈRE DE S'EN PRÉSERVER,
ET SON TRAITEMENT,

PAR

G. LUPPI,

EX-PROFESSEUR DE THÉRAPEUTIQUE DANS L'UNIVERSITÉ DE MODÈNE,
MÉDECIN EN CHEF DANS L'ARMÉE SARDE,
DOCTEUR MÉDECIN A LYON.

*Sedulo, atque assidue cogitandum nobis
est ut novi modi, et novæ leges detegantur
pro sanandis morbis incurabilibus.*

BAGLIVI.

SECONDE ÉDITION.

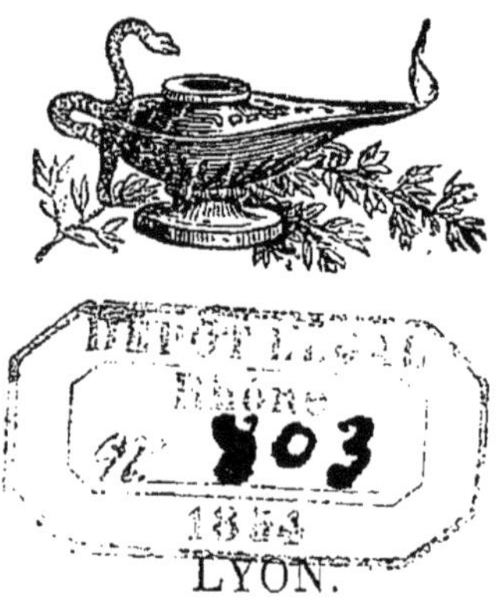

LYON.

IMPRIMERIE ET LITHOGRAPHIE DE TH. LÉPAGNEZ,
Petite rue de Cuire, 10, Croix-Rousse.
1854.

AVANT-PROPOS.

La réapparition du choléra dans nos contrées donne malheureusement toute l'importance de l'à-propos à cette brochure, dont la première édition, depuis long-temps épuisée, parut en 1835.

Cette première édition étant toute doctrinale et technique, ne s'adressait qu'aux médecins. Depuis lors j'ai pu me persuader de la convenance d'instruire le public sur toutes les précautions à prendre pour se préserver de la maladie, et sur les premiers soins à donner aux personnes qui en sont frappées. Il n'y a probablement pas de maladie qui demande des secours plus immédiats que celle du choléra, et très souvent l'arrivée du médecin n'est pas assez prompte pour assister à son début, seule époque qui donne quelques chances de réussite.

Sans rien changer au plan et au fond de la théorie adoptés dans la première édition, nous avons seulement retouché quelques chapitres pour donner à l'argument toute l'extension dont il nous a paru susceptible. Nous savons que beaucoup de médecins ont déjà, en grande partie, adopté la théorie pathologique et les traitements curatifs et préservatifs que nous proposâmes il y a environ vingt ans, et que nous recommandons encore aujourd'hui comme les plus rationnels et les plus certains dans leurs résultats.

En faisant précéder la partie théorique par un spécimen d'application à la portée de tous, nous croyons avoir pourvu à une condition urgente du traitement, c'est-à-dire, celle de l'entreprendre à l'apparition de la maladie. Par ce moyen chacun pourra indiquer et s'administrer les premiers secours, et employer d'une manière utile le temps qui s'écoule jusqu'à l'arrivée du médecin.

Le choléra n'est pas contagieux, ce qui doit rassurer parents et amis qui se trouvent dans la circonstance de devoir donner des soins aux cholériques. Malgré cette assurance, il y a cependant quelques précautions à prendre qui seront indiquées à la page 10.

Si en faisant prévaloir mes conseils et mes idées, je suis assez heureux pour préserver les uns, et paralyser quelques chances défavorables aux autres, dans les tristes circonstances où il ne reste pour ressources que l'éloignement ou la résignation, je pourrai me flatter de ne pas laisser le dernier mot à la maladie dans une question qui touche de si près notre existence.

PREMIÈRE PARTIE.

ADRESSÉE AU PUBLIC.

Précautions hygiéniques, moyens préservatifs et traitement des premières atteintes du choléra.

Toutes les prescriptions pratiques que nous allons résumer dans cette première partie ne sont que les conclusions de la partie scientifique qui suivra. L'application des remèdes préservatifs et curatifs que nous proposons, n'entraîne aucun risque, et on peut toujours et en toute circonstance les employer.

La suite du traitement toutefois peut exiger l'emploi de quelques remèdes, qui ne pourraient être administrés que par un médecin. Il sera donc toujours indispensable de se procurer le plus tôt possible les conseils éclairés d'un homme de l'art. Le choléra, comme on verra par la suite, se présente de manières différentes, et mille complications viennent souvent nous le montrer avec toutes les étrangetés d'une maladie protéiforme. Ce que nous croyons indispensable dans les premiers moments, peut ne pas suffire ou ne pas être applicable après. Ainsi nous ne saurions trop recommander aux malades et aux personnes qui les entourent de ne pas tarder à se confier aux soins de la science.

Symptômes précurseurs du choléra.

Il ne sera pas inutile, avant tout, de donner l'énumération des symptômes qui précèdent l'éclosion de la maladie, afin que chacun puisse se prémunir contre ses atteintes.

Le malade ou, pour mieux dire, la personne qui est menacée de le devenir, éprouve un malaise à la tête, qu'elle ne
peut souvent s'expliquer, et une agitation qui l'empêche de
dormir, sans qu'elle ressente cependant douleur proprement
dite. Dans cet état la tête est ordinairement plus chaude que
de coutume; on éprouve ce qu'on appelle vulgairement des
vapeurs, et on a un sentiment de tristesse indéfinissable. En
même temps surgissent des malaises au bas-ventre, tels que
borborigmes, digestions difficiles, sensation de pesanteur au
creux de l'estomac; ensuite diarrhée, lassitude dans les membres, frissons, et une sensation de crainte éveillée à la moindre occassion.

Ces symptômes ne durent jamais plus de deux ou trois
jours. Ils sont plus ou moins accentués, et conséquemment
plus ou moins sensibles. Il est donc de toute nécessité de
s'étudier plus qu'à l'ordinaire, sans cependant exagérer ce
qu'on éprouve, pour ne pas se laisser aller à une crainte continuelle qui affaiblit le système nerveux, ce qui est fort préjudiciable dans cette circonstance. Le courage, ou tout au
moins le sang-froid, est une condition hygiénique importante, pourvu qu'elle ne soit poussée au point de faire croire
qu'on peut braver impunément les premiers avant-coureurs
de la maladie.

Symptômes d'invasion.

L'impuissance à se tenir debout, les selles fréquentes, les
coliques très aiguës, le vertige, la réfrigération de la peau, et
un sentiment de froid général très intense constituent le début de la maladie. Dans quelques circonstances, les malades
tombent comme s'ils étaient frappés par la foudre, ce qui
malheureusement dénote presque toujours une lésion profonde, une durée instantanée de la maladie, et conséquemment son incurabilité.

Ces symptômes sont suivis sans interruption par d'autres

qui appartiennent à la seconde phase du cours du choléra.

Quelquefois on constate une intermittence plus ou moins sensible, qui fait croire à la suspension ou à la guérison de la maladie. Mais on en est vite désabusé, puisque l'apparition soudaine de tous les symptômes ne tarde pas à prouver qu'une des précautions les plus indispensables du traitement est la méfiance.

La précipitation avec laquelle le choléra atteint souvent son plus haut degré, ne laisse que juste le temps pour constater les symptômes d'envahissement, et le malade meurt au bout de quelques heures. D'autres fois cependant il parcourt certaines périodes plus ou moins longues avant d'arriver à la mort ou à la convalescence. Les malades vomissent et vont à la selle très abondamment, quoique ces symptômes ne soient pas toujours, comme il a été dit, le caractère essentiel du choléra. Il se présente de différentes manières, et n'a pas une forme absolument déterminée. Nous reviendrons sur cet argument un peu plus loin. La prolongation de la maladie est toujours de bon augure, quoique cependant il ne manque pas de cas de cholériques morts au bout de quatre ou cinq jours. Dans la circonstance d'une durée plus ou moins longue on aura eu le temps de mander le médecin, et à l'arrivée de l'homme de l'art doit s'arrêter toute intervention. Nous renvoyons aussi le lecteur à la partie de cet ouvrage purement scientifique, pour tout ce qui concerne l'allure de la maladie pendant ces diverses périodes.

Précautions hygiéniques.

Les règles hygiéniques les plus efficaces pour se préserver de la maladie consistent :

1° A ne pas abuser des choses nécessaires à la vie, et à se modérer dans celles qui l'embellissent.

2° A ne pas s'exagérer le danger, et à se distraire.

3° A se préserver de la suppression de la transpiration.

4º A éviter autant que possible un séjour dans les sites marécageux.

5º A respecter ses habitudes, lorsqu'elles ne sont point outrées, et à s'en corriger ou les modérer si leur extravagance est incompatible avec une bonne hygiène.

6º A ne se nourrir qu'avec sobriété et d'aliments sains. Faire un repas de plus s'il le faut, mais manger peu à la fois. Exclusion complète de légumes venteux et de toute crudité, particulièrement des fruits qui ne sont pas suffisamment mûrs.

7º A prendre des bains chauds deux fois par semaine et même plus, ayant soin de ne pas s'exposer à la sortie, à une température trop fraîche.

8º A se ceindre le bas ventre d'une large bande de flanelle, pour éviter le danger d'une répercussion de la sueur sur les viscères contenus dans cette cavité.

9º A faire usage plus que d'ordinaire d'assaisonnements épicés et aromatisés.

10º A ne jamais se désaltérer avec de l'eau pure trop fraîche, qu'il faudra corriger moyennant l'addition d'un peu de vin, de rhum, ou d'eau-de-vie.

11º A aérer les appartements, à les parfumer de temps en temps, et à les chloriser dans les circonstances spéciales de malpropreté ou d'infection.

12º A faire usage tous les matins d'une pilule, ou d'une prise de sulfate de quinine composées.

Traitement curatif des symptômes précurseurs, et mesures hygiéniques à prendre dans cette époque de la maladie.

Si on éprouve une sensation de plénitude au creux de l'estomac, si on a des nausées et des éructations, il sera prudent de s'administrer une trentaine de grammes de sirop d'ipécacuanha dans une demi verrée d'eau tiède, pour débarrasser l'estomac. Si par contre il existe diarrhée, accompagnée de coliques, les lavements d'eau tiède ou d'eau de riz auront la préférence. Dans ces entrefaites en se couvrira de flanelle, et on fera usage de quelques boissons diaphorétiques, préparées avec des fleurs ou des feuilles aromatiques de menthe ou de melisse, et additionnées d'eau de fleurs d'orangers. Une nourriture saine peu abondante, et de temps en temps quelques verrées d'eau de riz. Ces moyens suffisent d'ordinaire pour remédier à ces premiers symptômes, lors même qu'ils seraient assez intenses pour constituer une véritable cholérine.

Traitement curatif.

Soit qu'on n'ait pas fait usage des précautions ét du remède préservatif indiqué, soit qu'on en ait paralysé l'action par des excès de toute nature, la maladie venant à se déclarer veut être traitée de la manière suivante :

1° Application immédiate sur toute la surface du corps de linges trempés dans l'eau excessivement chaude, qu'on entretretiendra à un haut degré de température moyennant une éponge trempée dans ce liquide, et qu'on exprimera ensuite sur les linges.

2° Frictions à la brosse, particulièrement sur la colonne vertébrale.

3° Tisanes et potions chaudes aromatiques et alcooliques, si toutefois les vomissements le permettent.

4° Sulfate de quinine à la dose de 15 à 20 centigrammes par prises de quart d'heure en quart d'heure ; deux ou trois prises et même plus.

5° Si les symptômes persistent et s'aggravent, il faudra aussitôt ouvrir, à l'aide de la pommade de Gondret, un large vésicatoire (placé au creux de l'estomac plutôt qu'ailleurs), et en saupoudrer la surface avec bonne dose de sulfate de quinine.

6° Frictions sur la colonne vertébrale avec la pommade de

quinine délayée dans l'huile d'amandes douces ou d'olives.

7° Lavements d'eau assez chaude pour être supportés, avec quelques gouttes de laudanum liquide de Sydenham.

Cette méthode curative devra être modifiée selon la forme extérieure du choléra, c'est-à-dire selon les complications et le symptôme prédominant. La nature de l'affection principale ne variant dans aucun cas, on ne pourra se passer du sulfate de quinine, qui est le seul remède connu capable de régulariser la perturbation nerveuse.

Si malheureusement les moyens indiqués ne mitigent pas la maladie, il y aura à craindre que le degré de l'affection soit audessus des ressources de l'art. Il en est du choléra comme de toute autre affection; dans quelques cas, il y a impossibilité absolue de guérison, tandis que dans d'autres la guérison s'obtient par les seules forces de la nature. Entre ces deux degrés, il y a une quantité de nuances d'intensité dont la guérison dépend essentiellement du traitement. Ne pouvant pas *à priori,* préciser celui de la maladie, il est indispensable, dans toutes les circonstances, d'appliquer les remèdes malgré la conviction d'un résultat problématique, et avec le seul espoir de réussir dans le plus grand nombre des cas.

Précautions hygiéniques générales.

Quoique le choléra soit une maladie épidémique et non contagieuse, toujours est-il prudent de ne pas négliger toutes les précautions, afin d'atténuer l'influence d'émanations pour le moins désagréables, et qui dans certaines circonstances peuvent agir d'une manière malfaisante. Les maladies épidémiques les plus légitimes peuvent se compliquer à d'autres affections de nature dangereuse et se présenter sous des formes qui les sortent de leur sphère purement épidémique. Au surplus, les précautions de propreté et de désinfection ne sont jamais inutiles, même dans les maladies ordinaires.

Nous allons indiquer les principales.

1° La chambre dans laquelle le malade est placé devra être souvent aérée, et tenue avec la plus grande propreté.

2° On mêlera aux matières vomies ou rendues par les selles, du sulfate de fer (couperose verte), ou du charbon de bois pilé, pour neutraliser les émanations excrémentitielles, qui outre leur fétidité pourraient dans bien des circonstances ne pas être innocentes pour les assistants.

3° Il a été prescrit, et nous croyons la précaution bonne, de ne pas donner de lavements avec une seringue droite, et dans le cas qu'il faille absolument s'en servir faute de clyso-pompe à tuyau élastique, avoir l'attention de détourner la tête, afin de ne pas respirer des exhalaisons qui, provenant directement du foyer de la maladie, pourraient être fort préjudiciables.

4° Ne jamais faire usage des objets qui ont servi aux cholériques, tels qu'assiettes, cuillères et autres, sans les avoir rincés à l'eau bouillante salée.

5° Les lieux où un cholérique a séjourné, soit-il guéri ou soit-il mort, doivent être désinfectés par les chlorures de soude, de potasse ou de chaux, et le parquet lavé avec de l'eau chaude chlorurée.

6° Les linges, hardes et autres objets qui auront appartenus à un cholérique, matelas, paillasse, etc., devront être aussi passés aux chlorures avant de servir de nouveau.

7° Si par hasard les maisons sont entourées d'endroits qui facilitent la stagnation des eaux, il est indispensable d'y pourvoir, puisque l'expérience a souvent démontré que l'évaporation d'une eau stagnante quelconque, est cause d'épidémie cholérique.

8° Pendant la durée de l'épidémie on évitera soigneusement de rester inactif à la fraîcheur du soir, et moins encore de se laisser surprendre par le sommeil hors de la maison, ou exposé à un courant d'air.

9° On évitera les promenades en canot sur les rivières, à soirée avancée.

Dans le cas de mort, la police médicale exige de ne pas trop précipiter l'inhumation dans la crainte d'enterrer une personne en état de léthargie, ce qui peut avoir lieu dans les moments d'épidémies. Il est nécessaire de conserver le cadavre jusqu'à l'apparition des taches putrides, seul indice d'une mort réelle. Pour ne pas enfreindre cependant les rigueurs de l'hygiène, et pour ne pas transgresser la loi qui les protége, il sera indispensable d'entourer le cadavre de substances anti-méphitiques, laissant la face à nu afin de pouvoir constater la décomposition si elle a lieu.

Liste des remèdes dont il est prudent d'être pourvu lorsqu'on habite la campagne, loin du médecin ou du pharmacien.

1° *Laudanum liquide de Sydenham.* On l'administre à la dose de cinq ou dix gouttes dans un lavement d'eau de riz.

2° *Sirop d'Ipécacuanha.* Depuis une once jusqu'à deux (30 à 60 grammes), dans une verrée d'eau tiède.

3° *Pilules au sulfate de quinine composées.* Une tous les matins, comme préservatives. Cinq à six à la fois délayées dans de l'eau comme curatives, si le vomissement n'empêche pas de les administrer.

4° *Sulfate de quinine en poudre très fine.* On en saupoudre la plaie du vésicatoire jusqu'à la couvrir entièrement, et on applique sur le tout du sparadrap diachylon.

On en ajoute 50 ou 60 centigrammes au lavement, si la diarrhée le permet.

5ᵉ *Poudre fébrifuge de Perretti.* Cette poudre qui n'est que la poudre de quinquina moins la partie ligneuse, peut remplacer au besoin, et dans certaines circonstances même avec avantage, les alcaloïdes du quinquina. Elle se prépare traitant par l'eau acidulée d'acide sulfurique le *quinquina jaune royal, ou Calisaya,* pendant trois décoctions successives. On filtre et on neutralise l'acide moyennant quantité suffisante de carbonate de potasse ; on filtre de nouveau, on lave le résidu et on fait sécher. — Cette poudre se donne à la dose d'un gramme et même davantage.

6° *Quelques fioles d'eau de fleurs d'orangers, de mélisse et de menthe.* Pour en faire des boissons légèrement aromatisées et excitantes, très favorables à procurer la chaleur à la peau dans les moments de frissons, de sidération et d'algidité.

7° *Quelques prises de magnésie et de rhubarbe.* Pour régulariser les fonctions intestinales dans les cas de constipation, d'inappétence, et d'autres indispositions semblables.

8° *Un flacon de pommade ammoniacale de Gondret.* On l'applique sur la peau pour établir promptement un vésicatoire. Elle agit ordinairement dans l'espace d'un quart d'heure.

9° *Liniment quinique.* On le prépare avec deux ou trois grammes de sulfate de quinine, et 60 grammes de pommade de concombres, et on délaye le tout dans 120 grammes d'huile d'amandes douces. Pour frictionner le long de la colonne vertébrale.

10° *Chlorure de chaux.* Une cuillerée à bouche dans un verre d'eau, pour en arroser le parquet et les alentours du lit du malade.

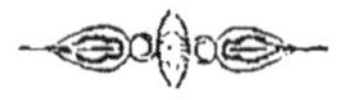

SECONDE PARTIE.

AUX MÉDECINS.

Naturam enim intermittentium, etsi non
amplius intermittant, adhuc tamen reti-
nent.   GORSERIUS.

PRÉLIMINAIRES.

Les maladies épidémiques sont en général d'autant plus
meurtrières, que la cause qui les produit est inconnue, et que
le laps de temps qui est accordé à la pénétration du médecin
pour les traiter est court. Dès leur apparition tous les efforts
des hommes de l'art tendent constamment à la résolution de
tous les problèmes dont la maladie est environnée. Ravage-
t-elle l'espèce humaine sous des formes nouvelles, ou, provenant des régions lointaines, se reproduit-elle fidèlement
telle qu'elle s'est montrée dès son origine, ou se présente-t-elle
comme un nouvel événement, qu'on voit aussitôt paraître
une foule d'opinions théoriques sur le mode de son développement, sur les causes qui l'ont produite, sur la nature de ses
éléments constitutifs, et enfin sur les moyens à employer
pour s'en préserver et pour en guérir.

Aussitôt que la surprise a donné lieu à la réflexion, toutes
les doctrines médicales s'empressent de renfermer la maladie dans leurs limites, de la même manière qu'elles s'efforcent
toujours d'y renfermer toutes les autres maladies connues.
Dans une telle confiance chaque médecin prodigue tous les
secours qui répondent aux principes théoriques qui le gui-
dent dans ses prescriptions habituelles. Mais cette étude
n'est point exclusive pour l'homme de l'art, en ce que tout
le monde prétendant de parvenir par ses propres moyens à
s'en rendre compte, ne croit devoir s'en rapporter qu'à son
jugement. Chacun, à sa manière, fixe le chemin fait par la
maladie pour deviner la route qu'elle doit encore parcourir,

étudie les symptômes qu'elle présente pour en découvrir la cause, et apprécie arbitrairement la valeur des diverses méthodes curatives employées pour déterminer celle qu'il croit mériter la préférence. Tant d'appréciations diverses amènent en dernière analyse à une richesse factice de théories et de remèdes, qui en raison même de leur quantité augmentent, s'il est possible, le degré d'irrésolution sur ce qu'il y a de mieux à faire pour se prémunir du danger et pour le combattre.

Toutes les fois qu'une épidémie s'introduit dans une contrée quelconque, les mêmes circonstances se reproduisent de la même manière. Le fléau cause les mêmes appréhensions partout, donne lieu aux mêmes commentaires sur la nature de son apparition, et fait naître des idées souvent étranges sur les moyens de son trajet d'un endroit dans un autre. Il est la cause des mêmes croyances erronées sur son origine, des mêmes préjugés sur les prétendus fauteurs de l'épidémie, des mêmes frayeurs, des mêmes angoisses, de tous les résultats en un mot de ces deux terribles affections morales lorsqu'elles agissent conjointement avec l'étonnement et l'ignorance.

Mais, en attendant, l'affection épidémique, lorsqu'elle est dans toute sa vigueur, poursuit sa route, et ne se laisse nullement dompter par tout ce qu'on peut lui opposer. Ne cédant à aucune méthode curative et se prêtant moins encore aux interprétations fort divergentes des médecins, elle déjoue tous les moyens de précaution que la puissance humaine peut inventer, et dans sa marche elle moissonne les victimes qu'elle rencontre sur son passage, celles surtout qui sont moins capables de résister à son influence malfaisante. Et s'il arrive que quelques individus soient assez heureux pour se défendre dans un combat aussi dangereux qu'inégal, il en est moins redevable aux soins des hommes de l'art, qu'aux conditions particulières de son propre organisme, qui par des combinaisons favorables se trouve assez fort pour réagir et pour lui assurer la victoire.

Dans une telle époque d'agitation universelle où l'épidémie sévit avec violence, les soins les plus assidus, ainsi que les remèdes les plus efficaces deviennent presque inutiles. Le médecin dans cette terrible circonstance, indécis sur le choix des moyens qu'il devrait préférer, observe de près la nature, soit dans le but de lui prêter des secours, soit pour lui arracher une partie du voile de mystère, sous lequel elle agit comme un élément destructeur. C'est alors que la pénible vérité de l'impuissance de la médecine, et de l'inefficacité des moyens thérapeutiques paraît dans son plein jour. Les doctrines pathologiques sont insuffisantes pour expliquer l'ensemble des symptômes, et la matière médicale, malgré sa luxuriante richesse en fait de moyens curatifs, n'en est que trop dépourvue quand il s'agit de combattre quelque redoutable épidémie.

Il résulte dès lors la nécessité de se tracer une nouvelle route, puisque les chemins connus ne conduisent pas au but qu'on se propose, d'essayer de nouveaux moyens puisque ceux qui sont employés n'ont presque point d'action curative, et enfin d'adopter de nouvelles interprétations phénoménologiques, puisque les explications qu'on a voulu donner jusqu'à présent sont insuffisantes. Telles ont été les causes des diverses opinions médicales sur les germes des épidémies, sur la manière dont elles se propagent et se produisent, ainsi que sur les moyens d'en prévenir les atteintes ou de les détruire; opinions qui varient les unes des autres en raison des différentes manières d'observer les phénomènes, ainsi qu'en raison de la théorie à laquelle chacun donne une préférence d'application.

Cette étude extrêmement pénible à cause des grandes difficultés qu'elle présente, conduit à manifester différentes opinions, à préférer des traitements curatifs spéciaux, et à proposer divers remèdes spécifiques. Tous ceux qui écrivent, expérimentent et observent, tendent au même but. Ils essaient tous de mille manières afin de dissiper les ténèbres dont la nature s'enveloppe, et tous dans l'espoir de se rendre utiles à l'humanité proposent de nouveaux moyens contre des désastres aussi grands. La quantité des remèdes essayés devient bientôt prodigieuse, chaque médecin se croyant en droit de prôner ceux dont l'efficacité est garantie par sa propre expérience. Et on voit beaucoup d'observateurs conclure sans assez réfléchir sur la circonstance que quand même ils auraient obtenu quelques résultats à l'aide de leurs prescriptions, et qu'ils auraient pu montrer au public des tableaux cliniques à l'appui de leurs méthodes curatives, il n'en est pas moins vrai que la durée de l'intensité de l'épidémie a des bornes, et que fort heureusement de telles époques de destruction ne parcourent qu'une période déterminée, qui augmente rapidement pour diminuer enfin, quoique ce ne soit que dans une proportion moins prompte. Lorsqu'on veut aboutir à quelques conséquences pratiques sur l'efficacité d'un remède ou d'une méthode, il n'est pas hors de propos de rappeler que le décroissement de toute épidémie se déclare aussi bien relativement au nombre des individus qui en sont atteints, qu'à l'intensité avec laquelle elle se manifeste ; de même il est bien de ne pas oublier qu'une maladie tant meurtrière soit-elle, ne tue pas tout le monde, et ne résiste pas toujours aux différents traitements , quand elle a beaucoup diminué de son intensité primitive. Peut-être les premiers succès que les médecins obtiennent dans le cours d'une épidémie, sont précisément ceux qui marquent le décroissement de la maladie.

Telle est la cause pour laquelle les méthodes thérapeutiques les plus variées ne produisent aucun résultat heureux dans l'époque d'invasion, quoique dans d'autres circonstances on les ait essayées avec le plus grand succès. C'est pour cela que malheureusement nous ne connaissons pas encore de moyens pour traiter les épidémies les plus graves, que lorsqu'elles ont parcouru leur période ascendante. C'est pour cela enfin, que toutes les épidémies même le plus fréquemment observées, ravagent si impitoyablement dès leur première apparition, pour céder à l'époque de leur décroissement avec plus ou moins de facilité.

Nous pourrions alléguer beaucoup de faits à l'appui de ce que nous venons d'énoncer si la concision ne nous en empêchait. Il suffira cependant de dire qu'une telle opinion est professée par tous ceux que nous vénérons comme maîtres en fait de sciences médicales.

Les réflexions précédentes sont applicables à toutes sortes d'épidémies aussi bien qu'au choléra-morbus qui en est une des plus terribles. Cette maladie paraît de temps en temps à époques indéterminées, tantôt dans un lieu, tantôt dans un autre, sans que des circonstances préalables connues annoncent son apparition. Prenant dès le commencement le caractère le plus féroce, elle se montre audessus de tous les moyens de précaution, et passe d'un endroit dans l'autre presque toujours indépendamment des moyens ordinaires de communication, déjouant la force de tous les remèdes qu'on y oppose, et plongeant dans la consternation des populations entières, par ses ravages, par la célérité avec laquelle elle parcourt ses périodes, et par la manière dont elle envahit, marche, et disparaît.

Cette maladie, dont jusqu'à présent on n'a pu déterminer la véritable place dans les tableaux nosologiques, dépend de causes qui sont tout à fait inconnues, et l'on ignore quelles parties de l'économie animale elle affecte principalement. Les moyens pour s'en préserver et pour en guérir ne sont pas moins incertains. Et cependant il faut le dire, il n'y a peut-être pas de maladie, qui comme le choléra, ait été observée, étudiée, et traitée par plusieurs médecins, dont on ne pourrait aisément aussi révoquer en doute l'immensité des connaissances. Elle parut dans tous les climats, dans toutes les positions géographiques. Elle se montra aussi bien au sommet des plus hautes montagnes, qu'au bas des plus profonds vallons. Elle ravagea les villes les plus plus peuplées, et les bourgades les moins considérables. Elle sévit dans la maison du pauvre, mais elle n'épargna pas les appartements dorés. Elle saisit l'homme intempérant, aussi bien que le sobre, et, paraissant indistinctement dans les lieux de débauche et dans le cloître, moissonna des victimes parmi les personnes de tous les âges, et partout. Nonobstant il faut convenir que les médecins n'ont pu encore déterminer rien de positif par rapport à cette maladie si répandue, si souvent vue et si soigneusement étudiée.

Si, en commençant à discuter cet argument, nous eussions comparé nos forces à celles de tant de maîtres qui s'en sont occupés, certainement nous aurions jeté la plume, sûrs comme nous le sommes, que nos réflexions n'auraient pu en aucune manière répandre le jour au milieu des ténèbres, que d'autres plus habiles que nous n'ont pu réussir à dissiper. Mais réfléchissant que dans la pénurie de connaissances dans laquelle nous sommes, relativement à cette maladie, on doit tenir encore compte des idées moins vigoureuses, nous nous sommes déterminés à publier les nôtres, dans l'espoir que les médecins nous en sauront bon gré, même dans le cas où ils les jugeraient tout à fait inadmissibles. Il y aura toujours une voie de moins qui conduit à l'erreur à éviter pour parvenir au but qu'on se propose.

Siége de l'altération pathologique dans le choléra-morbus.

Il serait très-difficile de décider si les causes qui disposent à cette maladie, aussi bien que celles qui la développent, existent dans des modifications spéciales de l'atmosphère, dans un miasme d'une nature toute spécifique ou dans une série de vicissitudes de saisons et de météores qui se suivent dans un ordre de succession déterminé. Et si encore nous étions assez heureux pour le deviner, nous n'aurions certes pas beaucoup avancé dans le chemin qui doit nous conduire à bien traiter cette maladie. Il n'est pas en notre pouvoir de corriger les altérations vicieuses de l'atmosphère, ni de connaître les moyens qui peuvent neutraliser les miasmes. De sorte que nous ne pourrions avoir tout au plus qu'une idée des motifs par lesquels la maladie se développe, mais nous ne saurions opposer (au moins jusqu'à aujourd'hui) des obstacles irrésistibles pour en empêcher l'invasion. Ces réflexions ne nous permettent pas de nous occuper de telles recherches, persuadés, comme nous le sommes, d'atteindre plus aisément notre but en tâchant de déterminer quel est le système, l'organe, la partie, en un mot, l'endroit de l'économie animale où la maladie fixe son siége, et d'où partent tous les rayons morbides qui rendent malades les différents ressorts de l'organisme.

Tous les systèmes de l'économie animale expriment leurs souffrances d'une manière qui est propre à chacun. Cette circonstance est la cause pour laquelle toutes les maladies ont une physionomie spéciale qui les caractérise. Parmi le grand nombre de symptômes qui sont communs à toutes les infirmités, il y en a toujours un qui porte une empreinte particulière, selon qu'il est exclusif de tel ou tel système, ou de telle ou telle maladie : tous les systèmes par conséquent ont leurs symptômes spéciaux, de même que plusieurs maladies ont leurs symptômes pathognomoniques. Il faut avouer cependant, qu'il n'est pas toujours très facile d'accorder à tous les symptômes leur juste valeur, et qu'on arrive rarement à en connaître la véritable source. Ces difficultés induisent bien souvent le médecin en erreur dans le diagnostic, regardant comme phénomène principal ce qui n'est que le résultat d'autres lésions organiques, et rap-

portant, par conséquent, à un système quelques symptômes
qui dérivent de toute autre partie de l'économie animale. Il
y a donc des maladies dont on ignore le siége et la nature,
tandis qu'il y en a d'autres qui ne laissent aucun doute sur
l'organe qu'elles affectent, sur la marche qu'elles suivent,
mais qui ne dévoilent par aucun signe la nature de l'affection
primitive qui les constitue. Il y en a enfin (mais de celles-ci
le nombre n'est pas grand), qui présentant des symptômes
non équivoques, permettent de déterminer avec exactitude
le système où est le siége de la maladie, ainsi que le génie
de la maladie même.

Si dans le choléra nous observons la nature des symptômes
qu'il présente et la rapidité avec laquelle cette maladie parcourt ses périodes, nous nous convaincrons bien facilement
qu'il y a dans tout cet ensemble des traits caractéristiques qui
ne permettent point de douter que le siége de l'affection ne
soit le système nerveux. Si d'ailleurs nous étudions de plus
près ce que ces symptômes expriment, nous n'en rencontre-
rons pas un seul qui annonce une lésion essentielle dans les
facultés intellectuelles.

Nous nous trouvons par conséquent dans la nécessité de
reconnaître que le système nerveux de la vie végétative est
la partie de l'économie animale où est le siége principal de
la maladie. Le nerf grand-sympathique et tous ses ganglions
constituent le système nerveux qui préside à l'accomplissement des fonctions de conservation, qui met en rapport les
différents organes du cerveau, de la poitrine et de l'abdomen,
qui sert de communication entre les parties le plus intéres-
santes de l'économie animale. Si les fonctions importantes de
cette portion du système nerveux viennent à s'altérer, toutes
les autres fonctions qui sont sous son influence s'exécuteront
d'une manière imparfaite et irrégulière. Il n'y a pas d'altération
de ce nerf qui ne se fasse apercevoir par l'irrégularité des
fonctions des organes de la poitrine et de ceux qui sont dans
la cavité abdominale. En un mot ce nerf est pour les organes
de la vie végétative ce que le cerveau est aux organes de la vie
animale, pas moins influent, pas moins indispensable.

Ce nerf dans son trajet envoie par le moyen des ganglions
et des plexus, des ramifications nerveuses à tous les vais
seaux sanguins et aux différents organes qui se trouvent sous
son influence. Par ces ganglions et par ces plexus les organes
communiquent les uns avec les autres, et tous avec le tronc

principal. Par conséquent si toutes les fonctions des organes
abdominaux et thorachiques sont sous la dépendance du nerf
grand-sympathique, si indépendamment de l'énergie de ce
nerf il ne peut y avoir exécution régulière ni d'excrétions ni
de sécrétions, il s'ensuit que tous les viscères devront se modifier, s'altérer et changer selon les changements et les modifications qui surviennent dans ce même nerf. Outre cela,
ce nerf et ces ganglions ne pouvant exprimer leurs souffrances
qu'à l'aide des modifications des fonctions organiques, il n'y
aura pas d'altération nerveuse qui puisse se manifester indépendamment de ces mêmes modifications. Il est probable
que dans bien des cas, le médecin qui se bornerait dans ses
considérations aux symptômes les plus alarmants, négligerait
d'étudier les plus dangereux, puisque souvent ceux qui paraissent les plus graves ne sont que des conséquences secondaires de lésions nerveuses qui n'ont d'autre manière de se
manifester. Probablement encore le médecin dans son diagnostic déduirait des conséquences qui ne seraient pas assez
légitimes quoique de prime abord elles pussent paraître
très-justes. Le vomissement qui a lieu lorsque la maladie
éclate, les selles de mucosité séreuse, les tranchées, les coliques n'expriment point du tout une affection primitive du
canal gastro-entérique, et par conséquent le médecin jugerait
mal à propos la maladie comme une irritation intestinale,
ou une inflammation.

Les symptômes que nous venons d'énumérer ont cette empreinte particulière d'être accompagnés d'une prostration de
forces qui augmente précipitamment à chaque évacuation,
et qui dégénère bientôt dans une totale sidération. La cause
morbifique par conséquent qui produit dans ce cas le vomissement, la diarrhée, etc., n'est pas la même qui produit les
mêmes symptômes dans d'autres circonstances. Cette affection donc, qui maintient et produit le vomissement et la
diarrhée dépend d'une cause qui n'est pas ordinaire. Ces
phénomènes, en un mot, sont secondaires d'une affection
primitive qui se manifeste par ces symptômes accompagnés
par d'autres, dus directement aux altérations du système
nerveux.

Cette partie du système nerveux de la vie organique, et
probablement aussi la moëlle épinière, constituent le point
de départ et le foyer de l'irradiation perturbatrice à la suite
de laquelle se bouleversent et se suspendent toutes les fonc-

tions les unes après les autres. *L'élément dynamique est le véritable facteur morbide de la pathogénie du choléra.* Une telle provenance de la maladie nous est démontrée par le caractère général des symptômes, qui tous les uns plus que les autres sont marqués de traits tels que l'influence ou la participation nerveuse seules peuvent imprimer. Les congestions viscérales, l'abondance des sécrétions et des déjections, les symptômes phlogistiques mêmes décèlent une complication adynamique, ou pour mieux dire semblent se produire en dehors de toute participation vitale, ce qui les assimile à des engorgements, à des injections vasales purement passives. Le principe de la vie paraît se concentrer dans de certains endroits et s'éloigner d'autres, si toutefois il n'est pas plus raisonnable d'admettre que le manque d'équilibre apparent ne soit que la conséquence d'une déperdition de l'élément dynamique plus accentuée pour certaines parties que pour d'autres.

Ce serait ne pas apprécier à sa juste valeur l'importance des symptômes, et conséquemment risquer de se fourvoyer dans le choix des remèdes, que de croire à la nature inflammatoire de certaines apparences séméiotiques, sans se rendre compte de leur dérivation ou de l'élément morbide qui prédomine en elles. Beaucoup de théories sur la nature de la condition pathologique du choléra pèchent par les vues étroites d'appréciation de la forme morbide, ayant élevé au rang de symptômes légitimes et primaires, ce qui n'est en réalité que de simples manifestations deutéropathiques d'un genre de lésion tout autre que celui qu'un examen superficiel peut découvrir. Qu'on envisage le système nerveux comme point de départ, ou comme essence pathogénique, ou comme complication, on trouvera dans ses lois, dans sa participation physiologique, l'élément vers lequel doivent être dirigées les spéculations théoriques et les indications curatives.

Le choléra-morbus, aussi bien que toute autre maladie, ne se présente pas toujours avec les mêmes symptômes. Ses variétés peuvent dépendre ou de l'idiosyncrasie individuelle, ou de complications morbifiques, ou du différent siége qu'il occupe. Nous ne parlerons pas des deux premières causes, qui étant très-connues par les médecins ne sont nullement douteuses. Par rapport à la troisième cependant, il ne sera pas hors de propos de nous expliquer plus longuement, et cela afin qu'on ne croie pas que nous nous écartons des principes préalablement admis.

Si nous admettons que le choléra peut avoir tantôt un siége, tantôt un autre, il ne faut pas conclure pour cela que nous croyons aussi que ce siége puisse se trouver hors du nerf grand-sympathique. Au contraire, nous sommes d'avis qu'il peut envahir une portion ou l'autre de son étendue, et en occuper un espace plus ou moins grand. Nous sommes portés à professer cette opinion d'après l'anatomie, qui nous apprend que chaque organe reçoit quelques filaments nerveux du grand-sympathique, qui ne dérivent cependant pas du même endroit. Cela prouve évidemment que chaque portion de ce même nerf préside à l'exécution des différentes fonctions organiques, et, que par conséquent, il faut admettre que le siége du choléra pouvant être aussi bien sur une partie du même nerf que sur l'autre, les symptômes de la maladie devront nécessairement varier selon l'organe qui est appelé à manifester les souffrances de la partie du grand-sympathique dont il tire ses nerfs. En effet, souvent on observe la prostration des forces, le froid, les crampes et autres symptômes nerveux indépendemment du vomissement et de la diarrhée. Et, dans ce cas, comme dans plusieurs autres, il faut ou croire que la nature de la maladie est différente, ou que son siége n'est pas le même, si les symptômes ne sont pas constants.

Nous n'hésitons pas un instant à reconnaître la dernière de ces opinions comme préférablement admissible, d'après ce que nous venons d'établir. Ainsi, toutes les fois que nous verrons la maladie parcourir ses périodes sans manifester en aucune manière des troubles dans le canal intestinal, nous en conclûrons que le siége de la maladie ne se trouve pas dans les ganglions ou dans les plexus, ou, en un mot, dans la portion du grand-sympathique, qui envoie des filaments nerveux aux différentes parties de ce même canal. De même si les altérations des fonctions des organes de la poitrine se montrent de préférence, et que les autres qui dénotent quelques perturbations dans les viscères abdominaux soient moins imposantes, ou qu'elles manquent tout-à-fait, nous en déduirons que la partie thorachique du même cordon nerveux est préférablement le siége du choléra.

Ce siége par conséquent peut, à notre avis, rendre raison de la variété qu'on observe dans le nombre et dans la nature des symptômes du choléra. Il pourrait nous servir à donner une idée exacte de tout ce qui arrive dans le cours de cette maladie, si la physiologie savait nous indiquer avec précision le mécanisme par lequel les différentes portions du grand-sympathique exécutent leurs fonctions, aussi bien que le mode d'influence qu'il exerce sur les divers organes qui tirent de lui les éléments pour accomplir leurs opérations. Nous n'entrerons pas dans des détails ultérieurs à cet égard, persuadés qu'ayant seulement énoncé le principe fondamental qui pourrait nous guider dans l'interprétation des phénomènes morbifiques du choléra, cela suffira sans doute à tous ceux qui sont versés dans les sciences médicales.

Il est évident que l'altération pathologique qui constitue le choléra peut attaquer une portion plus ou moins étendue du grand-sympathique. Il est évident encore que le siége de cette maladie peut quelquefois occuper un grand nombre de ganglions et de plexus, et souvent se borner à un seul, ou à une plus ou moins grande partie du même cordon nerveux. Cela nous servira à expliquer comment cette maladie marche le plus souvent avec rapidité à sa fin, tandis que d'autres fois elle parcourt ses périodes avec tant de lenteur. Cela nous donnera encore une idée du motif pour lequel les symptômes qui se manifestent ne sont pas toujours de la même intensité, et pourquoi cette maladie éclate quelquefois avec un aspect des plus alarmants, et, en d'autres cas, se manifeste par degrés et d'une manière beaucoup moins violente.

Les auteurs qui, comme Lenhossek, crurent que le siége de cette maladie était dans le plexus céliaque, autrement dit *cerveau abdominal*, ne virent pas qu'en admettant un seul siége toujours constant, la maladie aurait dû, dans ce cas, se manifester toujours avec les mêmes symptômes, qui tout au plus n'auraient montré d'autres différences que par rapport à leur intensité. L'opinion de Loder, de Moscou, qui admet que le siége de la maladie est dans le nerf grand-sympathique et dans le plexus solaire, n'est pas aussi bien motivée qu'il le faudrait pour interpréter tout ce qui arrive dans le cours du choléra. S'il est incontestable que le choléra se manifeste assez différemment dans le plus grand nombre des cas, il s'en suit que quoique le nerf sympathique soit toujours la partie de l'économie animale où la maladie a son siége, cependant le point de ce même nerf où est fixée l'altération pathologique de la maladie doit varier toutes les fois qu'il y a variété dans les symptômes.

Les médecins reconnurent plusieurs espèces de choléra d'après les symptômes prédominants. Ils appelèrent la maladie choléra *bilieux* ou *gastrique*, toutes les fois qu'au milieu des phénomènes morbifiques qu'elle présente, le vomissement des matières bilieuses, ou de suc gastrique, et les selles fréquentes de mucosités intestinales étaient les symptômes plus remarquables et plus constants. Ils nommèrent la maladie choléra *inflammatoire* lorsqu'elle éclatait avec céphalalgie, avec soif intense, avec des symptômes de congestion cérébrale ou des organes de la poitrine. Enfin, ils convinrent d'appeler choléra *nerveux* cette même maladie, si les symptômes qui tiennent plus particulièrement aux altérations du système nerveux prédominaient sur tous les autres.

De telles séparations nosologiques ne sont point admissibles pour ce qui concerne le genre de moyens curatifs à employer, quoiqu'ils puissent servir au médecin pour le guider dans le degré de force et dans la tendance qu'il veut imprimer à son traitement thérapeutique. Il faudra ne pas suivre l'usage de plusieurs médecins qui appliquent un remède à chaque phénomène morbifique. La méthode de traiter les malades d'après les symptômes, dangereuse dans maintes circonstances, le devient aussi dans le traitement du choléra. Il faudra au contraire que le traitement thérapeutique de cette maladie soit conforme au principe, que la nature des différentes lésions est toujours la même, et que si elles manifestent des symptômes variés, ce n'est qu'en conséquence de s'être fixées sur différents points du même organe, ou d'être compliquées avec d'autres affections. Dans notre cas, il serait très erroné de changer la méthode curative par la seule raison que la maladie offrirait dans ses symptômes des nuances plus ou moins sensibles.

Cette règle de pratique ne saurait cependant être appliquée avec beaucoup de succès toutes les fois que dans le cours d'une maladie il y aurait quelques complications qui se feraient remarquer par leur intensité extraordinaire. Nous croyons qu'un émétique, débarrassant l'estomac et les intestins de toute sorte de matières hétérogènes, peut convenir dans le choléra qui éclate chez un individu après quelques écarts dans la diète. Nous croyons aussi qu'il y a une indication pour la saignée chez toutes les personnes qui sont habituées à une telle évacuation, aussi bien que dans celles qui par leur idiosyncrasie sont disposées aux maladies inflammatoires. Mais malgré cela, vu que la maladie parcourt ses périodes avec la plus grande précipitation, nous croyons encore que, dans le cas où l'on ne pourrait pourvoir à tout, il vaudra toujours mieux négliger ce qui tient à la complication, et diriger tous ses soins sur l'affection principale. Différemment, il arriverait dans bien des cas de voir mourir le malade à l'instant même où la complication aurait disparu ; et le médecin regretterait peut-être alors de n'avoir pas assez bien compris la valeur des symptômes en dirigeant ses moyens contre une complication qui se serait probablement tôt ou tard dissipée d'elle-même. Dans le cours d'une intermittente pernicieuse, il est fort inutile, dans le plus grand nombre de cas, de combattre le vomissement, la dispnée, la diarrhée, les symptômes inflammatoires, puisque le spécifique péruvien en coupant la fièvre, fait disparaître avec elle toutes les complications existantes. Et si encore malheureusement ces complications ne cédaient pas en entier, le médecin pourrait par la suite, plus à son aise, appliquer les remèdes convenables pour les guérir radicalement. Dans les maladies qui parcourent leurs périodes avec rapidité, il n'est donc pas admissible en aucune manière de les simplifier, même en écartant les complications, à moins que ces complications ne soient plus graves, ou aussi graves que l'altération pathologique principale.

Tout ce que nous venons de dire peut être réduit à ce qui suit :

1° Le choléra-morbus peut avoir son siége sur toute l'étendue du grand-sympathique.

2° Les symptômes de cette maladie seront différents, suivant que l'altération pathologique se fixera dans un endroit ou dans un autre de ce même cordon nerveux.

3° Les symptômes seront plus ou moins graves en raison de l'importance de la fonction des organes qui tirent leurs nerfs de la partie du grand-sympathique qui est affectée.

4° L'étendue de l'altération pathologique du choléra et son intensité seront les motifs pour lesquels la maladie se présentera plus ou moins alarmante, et parcourera ses périodes avec plus ou moins de rapidité.

5° Enfin, les complications dépendent de la disposition spéciale de quelque organe ou de la présence de matières entassées dans quelque canal ou dans quelque cavité, et comme secondaires ne méritent l'attention du médecin, que dans le cas où elles seraient d'une nature aussi mortelle que la maladie même.

Nature de l'altération pathologique du choléra-morbus.

Si les maladies du système nerveux à l'instar de celles des autres systèmes organiques, laissaient sur le cadavre des traces de leur préexistence, le médecin pourrait peut-être à l'aide de l'anatomie pathologique, se rendre compte des différentes lésions, dont ce même système peut être altéré. Mais en général, le secours de l'autopsie cadavérique dans les maladies nerveuses, ne sert qu'à nous faire découvrir des irrégularités d'organisation dans des parties qui ne sont nullement le siége de l'affection principale. Cependant il faut admettre que les nerfs peuvent s'altérer de différentes manières, puisque les maladies de ce système se présentent sous tant d'aspects et puisqu'elles ne cèdent pas toujours au même genre de remèdes. Parmi les maladies nerveuses nous n'en connaissons pas une qui laisse sur le cadavre quelques signes qui décèlent le genre d'altération qui l'entretenait ; et jusqu'à présent les outils de l'anatomie n'ont pu faire apercevoir aucune différence entre les nerfs d'un individu mort des suites d'une maladie nerveuse, et ceux d'un autre corps qui est cadavre par toute autre cause. Autant chercher dans un fil télégraphique les traces du passage de l'électricité, que de chercher dans l'agrégat matériel les marques de la présence ou des perturbations de l'agent nerveux.

L'anatomie pathologique peut donc tout au plus nous dévoiler quelques lésions organiques secondaires à l'affection primitive, qui a eu son siége dans le système nerveux. Tant d'essais infructueux ont fait croire à une grande partie des médecins que toutes les fois que dans le cadavre on ne rencontre point de lésions, la maladie qui a préexisté a attaqué de préférence quelques portions de ce système. Et il faut ajouter à cela, dans notre cas, que non-seulement l'anatomie pathologique est inutile, mais qu'elle deviendrait encore dangereuse si nous prétendions conclure d'après ce qu'elle nous dévoile. — En effet, les injections de sang dans les parois intestinales ont été regardées comme un indice de gastro-entérite, et l'on a jugé cette inflammation être l'altération pathologique qui entretient le choléra. D'autres ont placé le siége de la maladie dans le foie ou dans le canal cholédoque, pour avoir trouvé dans le cadavre le foie grossi, ou le canal de la bile engorgé ou phlogosé. D'autres, enfin, conduits par ce qu'ils ont rencontré dans l'autopsie cadavérique ont jugé que la maladie n'était autre chose qu'un typhus, et cela parce que les membranes du cerveau étaient injectées. Nous passerons sous silence beaucoup d'autres opinions sur le siége et sur la nature du choléra, tirées de l'autopsie cadavérique, toutes plus ou moins inadmissibles, parce qu'elles sont basées sur des lésions secondaires et non sur une lésion primitive. Leurs auteurs n'ont pas assez calculé cette grande vérité : que si un phénomène n'est pas constant, et ne se montre pas immanquablement, nous pouvons conclure qu'il n'est pas un phénomène essentiel, mais au contraire qu'il provient toujours en conséquence de l'altération de toute autre partie de l'organisme.

Cette erreur engendra toutes les idées inexactes qui furent admises relativement à la nature de l'altération pathologique dans le choléra, idées qui conduisirent les médecins à appliquer une foule de traitements thérapeutiques, qui n'eurent aucun succès.

A l'appui de ce que nous venons d'exposer, nous ajouterons que Wolowski n'a jamais rencontré sur les cadavres des altérations organiques telles, qui fussent en rapport avec les phénomènes de la maladie, considérée dans son invasion, son intensité, sa rapidité et sa résistance aux moyens curatifs.

Ainsi, dans le choléra, l'anatomie pathologique ne peut nous donner une idée de la nature de l'affection, puisqu'elle ne dévoile que des lésions secondaires. La symptômatologie est trop variée pour nous offrir des données assez exactes afin de ne pas tomber en erreur. Nous n'avons, enfin, pas même le critérium du *juvantibus* et *lædentibus*, puisque malheureusement jusqu'à aujourd'hui l'expérience clinique ne nous a pas indiqué quel est le meilleur traitement thérapeutique parmi ceux qui ont été proposés. Nous n'avons, en un mot, aucune donnée certaine pour nous conduire dans nos recherches, et qui puisse nous fournir une idée exacte de la nature de la maladie, afin d'établir quels seraient les moyens curatifs les plus convenables.

En admettant que l'altération pathologique dans le choléra ait son siége sur quelque portion du nerf grand-sympathique, et considérant les autres lésions fonctionnelles comme secondaires à cette primitive affection, nous établissons de cette manière une communauté de siége entre cette maladie et une autre non moins meurtrière. Je ne crois pas qu'aujourd'hui il y ait un médecin qui refuse d'admettre le siége des neuropaties intermittentes pernicieuses sur le même cordon nerveux, quoique cette maladie puisse se fixer aussi bien dans le système nerveux de la vie végétative que dans celui de la vie animale. Cet attribut commun au choléra et aux fièvres pernicieuses ne serait pas suffisant pour rapprocher entre elles ces deux maladies, puisque nous serions forcé d'admettre que toutes les affections du système nerveux sont identiques.

Cette conclusion serait formellement démentie par mille arguments théoriques, et par mille faits. Mais si nous étudions la symptômatologie de ces deux affections, nous pourrons encore recueillir d'autres attributs qui permettent de les rapprocher davantage. En effet, nous voyons que la pernicieuse cholérique présente les mêmes symptômes que le choléra, et que quelquefois même elle parcourt ses périodes avec autant de rapidité. Bien souvent les paroxysmes de cette fièvre sont dans l'époque de l'invasion d'une nature très-bénigne et à peine aperçus, mais ils éclatent ensuite tout d'un coup par un accès qui, ordinairement, est le dernier pour l'individu. Le choléra n'est pas une maladie qui se manifeste sans quelques signes précurseurs plus ou moins appréciables. Personne n'a encore démontré que dans cette période de prédisposition il n'existe quelques affections périodiques qui disposent l'économie animale au développement d'un accès meurtrier. Le choléra envahit l'individu avec froid, vomissement, prostration de forces, céphalalgie, crampes, continuant de la sorte pendant quelque temps, pour éclater ensuite avec tout l'appareil de symptômes qui ne sont pas inconnus aux médecins qui eurent à traiter les fièvres pernicieuses.

Qu'on nous permette de suspendre l'énumération des attributs communs à ces deux maladies, pour suivre le cours de nos idées. L'altération pathologique qui entretient les fièvres pernicieuses est toujours la même, quoique cette maladie se présente d'une manière très-différente dans un grand nombre de cas. Ces divers phénomènes formèrent la base d'une nomenclature nosologique de ces fièvres, pour tous les médecins qui calculaient plus les symptômes que la nature de l'affection pathologique. Dans le cours de ces mêmes pernicieuses il y a presque toujours un phénomène qui est plus saillant que les autres, et d'après lequel la fièvre prend sa dénomination (1). Mais néanmoins de telles variétés sont

______

(1) Pour ne rapporter que quelques variétés symptomatologiques de la fièvre pernicieuse, nous dirons que les anciens admettaient la

entièrement accidentelles, comme liées à la différence du siége de la maladie même. Le médecin qui aura observé toutes les nuances des pernicieuses, mais plus particulièrement la pernicieuse *algide*, la *cholérique* et la *syncopale*, aura certainement rencontré autant de symptômes qu'on en observe dans le cours du choléra. Si cependant celui-ci ne présente pas identiquement les mêmes caractères qui sont propres à la fièvre pernicieuse donnée, voudra-t-on pour cela croire qu'il n'existe point de ressemblance entre ces deux maladies? Combien de fois n'arrive-t-il pas de rencontrer des fièvres pernicieuses qui ne pourraient être dénominées d'une manière plutôt que de l'autre, attendu qu'elles ne manifestent aucun symptôme prédominant? Combien de fois les évanouissements continuels ne s'alternent-ils pas aux vomissements bilieux, aux selles séreuses, au froid glacial? Quel nom donnera-t-on à la maladie dans cette circonstance?

Personne n'a encore observé que, dans le cours du choléra, le phénomène qu'on regarde comme pathognomonique des intermittentes pernicieuses, c'est-à-dire, la périodicité eût lieu. Cela est incontestable; mais il est incontestable aussi que cette périodicité ne se manifeste pas dans tous les cas d'intermittentes d'une manière assez nette pour l'apprécier; et même quelquefois cette intermittence n'existe pas, ou si elle existe elle est d'une si courte durée, que ni le malade ni le médecin ne peuvent assurer qu'elle ait existé. Nous avons été à même de rencontrer des fièvres pernicieuses, qui manquant tout-à-fait de la période d'intermittence, auraient pu induire en erreur un médecin qui n'aurait pas connu la véritable cause de la maladie.

Contraint de séjourner dans une île marécageuse près de Venise (l'île de Lido), j'ai eu pendant l'espace de six mois l'occasion continuellement de constater sur mes compagnons de captivité et sur moi-même toutes les différentes formes d'intermittentes connues depuis la fièvre tierce *exquisita* jusqu'aux pernicieuses les plus foudroyantes. Je pourrais même ajouter aux tableaux nosologiques des ménographes des in-

---

fièvre tierce cholérique, la *dysentérique*, l'*atrabilaire*, la *cardiaque*, l'*émétique*, la *diaphorétique* (suette?), la *syncopale*, l'*algide*, la *léthargique*, la *catharale*, la *colique*, l'*artritique*, la *pleuritique*, la *scorbutique*, la *pétéchiale*. Toutes ces dénominations correspondant chacune à un symptôme, correspondent aussi à autant de formes que peut affecter le choléra.

termittentes deux espèces de cette maladie que personne, au moins que je sache, a eu occasion d'observer jusqu'à présent: je veux dire l'intermittente *météorique*, dans laquelle le ventre se ballonne jusqu'à prendre des proportions exorbitantes, et l'intermittente *diabétique*, dont le symptôme principal est une abondance extraordinaire d'urines. Mais comme je n'accorde qu'une valeur secondaire aux phénomènes d'après lesquels les nosologistes ont fait autant d'espèces d'intermittentes qu'on observe de symptômes prédominants, je ne me donnerai pas la peine de les décrire, convaincu que je n'apporterai aucun éclaircissement à la pathogénie de cette maladie.

Le seul phénomène pathognomonique des maladies intermittentes ést la période , bénignes ou pernicieuses soient-elles. Mais ce même renseignement caractéristique dans plusieurs circonstances n'existe point, ou s'il existe il est insaisissable, soit parce qu'il ne dure qu'un instant, soit parce que la maladie tue en un seul paroxysme. Les intermittentes *cholérique* et *algide* manquent souvent de périodicité, et cependant selon Torti (1), ce n'est que d'après la périodicité qu'on peut les distinguer du véritable choléra. J'ai eu plusieurs fois l'occasion d'observer ces deux formes d'intermittentes qui par leur degré de gravité ne me permettant pas d'attendre la rémission fébrile pour administrer le spécifique, m'auraient laissé dans l'incertitude si malheureusement la perte d'un de mes amis atteint d'une intermittente gastrique et syncopale ne m'eût démontré à évidence que le phénomène de la période peut manquer d'une manière absolue, ou ne pas être appréciable. Traité par un autre médecin de Venise, loin de moi, cet ami mourut dans l'espace de trente heures, temps assez long pour faire croire que deux accès se sont suivis. Le phénomène de la période ne fut pas aperçu, puisque le médecin, croyant avoir à faire à une fièvre continue, insistait encore dans les derniers moments sur l'emploi des saignées, et des boissons purgatives et acidulées. Ce qui

---

(1) Torti, dans la description qu'il donne de la symptomatologie de la fièvre cholérique, après avoir énuméré un à un les phénomènes de cette maladie, termine en disant: *Cuncta scilicet, quæ propriæ sunt choleræ-morbi, a qua tamen distingui debent, quia symptomata hæc febris solito gravioris effecta sunt, eamque sequuntur; ea verò remittente paulatim cessant, neque redeunt, nisi nova ejus accessione periodice redeunte.* (Torti, Thérapeut. special.)

démontre d'une manière péremptoire que la même lésion névropathique peut se manifester tantôt d'une manière continue, et tantôt d'une manière intermittente.

Si l'altération pathologique qui constitue le choléra restait toujours immobile pendant la durée de la maladie, sans doute les symptômes ne seraient pas aussi multipliés, et la maladie ne se précipiterait pas aussi vite à sa fin. Cette vitesse avec laquelle le choléra parcourt ses périodes, ne peut être regardée en aucune manière comme un argument qui s'oppose à ce que nous voulons admettre, puisqu'il y a quelques cas de pernicieuses qui atteignent leur fin avec la plus grande célérité, tandis qu'il est fréquent d'observer le choléra durer plusieurs jours. Il y a quelques circonstances dans lesquelles les intermittentes pernicieuses ne renouvellent pas leurs accès avec les mêmes symptômes, et il y en a enfin, nous le répétons, qui ne laissent pas une intermittence assez marquée entre deux accès pour qu'on puisse l'apprécier.

Il faut remarquer que le phénomène de la périodicité qui ne se manifeste pas dans le choléra, même lorsque cette maladie parcourt un laps de temps plus long, ne se manifeste pas non plus dans les fièvres pernicieuses quand elles sont ou fièvre *tierce double* ou *quotidienne subintrante*. Cette périodicité n'est donc pas un phénomène très-facile à apprécier dans les deux cas, et peut-être dans le choléra elle n'est exprimée que par une petite amélioration qui précède souvent l'exacerbation des symptômes. Et le passage d'un symptôme à l'autre n'exprime peut-être que l'invasion d'une nouvelle portion du grand-sympathique faite par la maladie, et chaque symptôme nouveau n'est qu'une pernicieuse qui parcourt vite ses périodes pour faire place à une autre.

La rapidité de la maladie cholérique provient sans doute de l'intensité de l'altération pathologique, et même de la facilité avec laquelle cette altération passe d'un endroit à l'autre du système nerveux. Mais cela ne pourra jamais que donner lieu à un différent degré de maladie, puisque les fièvres intermittentes pernicieuses tuent même quelquefois le malade avec la plus grande célérité. Nous aimons à regarder le choléra-morbus comme *le plus haut degré de l'altération pathologique qui entretient les intermittentes pernicieuses.*

On pourrait peut-être nous opposer que le choléra ne tue pas tout le monde, et que les malades guérissent bien souvent sans employer l'écorce péruvienne, et plus encore on pourrait nous dire que l'écorce péruvienne ne guérit pas du choléra. Voici les principales objections à notre théorie, qui cependant ne cessera pas d'être extrêmement probable si l'on réfléchit, 1° qu'avant la découverte de Torti, les intermittentes pernicieuses ne tuaient pas tous ceux qui en étaient attaqués, mais seulement la plus grande partie, comme il arrive précisément du choléra ; 2° les intermittentes pernicieuses sont réfractaires au quinquina toutes les fois qu'on administre ce remède trop tard, et qu'on ne le donne pas en quantité suffisante. Or, dans les cas où l'on a employé le quinquina pour le traitement du choléra, l'a-t-on administré, observant ces deux conditions sans lesquelles le remède ne peut qu'échouer? La dose du spécifique a-t-elle été en raison de l'intensité du choléra ? La rapidité de la maladie n'a-t-elle pas empêché que le médicament déployât ses propriétés thérapeutiques ? Le vomissement et la diarrhée ne sont-ils pas des obstacles à ce que le remède séjourne assez longtemps dans le canal gastro-entérique, afin de manifester ses effets? Enfin a-t-on administré le quinquina quand la maladie se trouvait encore dans les limites de la curabilité? De telles réflexions nous laissent raisonnablement douter de la valeur des expériences cliniques faites à cet égard, et nous n'hésitons pas un instant à les évaluer comme non concluantes.

A l'appui de notre opinion, nous ferons observer que le choléra fait plus de ravage dans les lieux où les fièvres intermittentes sont endémiques, et que pendant la durée de l'épidémie dans ces mêmes lieux, elles ne paraissent pas ou se montrent d'une nature meurtrière. Ce fait nous prouve évidemment que l'invasion cholérique n'est autre chose qu'une exaspération de la maladie qui est endémique aux lieux marécageux.

Parcourant les ouvrages qui traitent du choléra, nous avons rencontré des faits qui viendraient à l'appui de notre doctrine, mais on n'en a pas tiré les mêmes conséquences. Nous avons observé quelques cas qui nous ont conduit à professer la croyance, que le choléra n'est que le degré le plus élevé de l'altération pathologique qui constitue les fièvres pernicieuses. Voilà la théorie que nous soumettons à l'appréciation de nos confrères.

Traitements curatifs employés dans le choléra.

Lorsque la maladie cholérique éclate dans toute sa véhémence, ses périodes se terminent avec une telle vitesse, que le médecin n'a pas le temps d'appliquer de médicaments. Dans quelques heures elle arrive à sa fin, ne laissant pas aux remèdes assez de temps pour manifester leurs effets, si encore on a pu les appliquer. Bien souvent même le vomissement et la diarrhée empêchent l'introduction de la plus petite dose d'une substance quelconque dans le canal intestinal. Dans cette circonstance, le médecin ne peut en aucune manière soulager les souffrances du malade, puisqu'il ne lui est pas permis de profiter des moyens qui sont en son pouvoir; et bien souvent il se trouve dans la triste impossibilité d'éloigner d'une minute la mort de son malade, qui, l'on pourrait dire, est déjà presque cadavre avant de mourir.

Les tableaux cliniques rédigés au moment dans lequel l'épidémie était dans toute son intensité, font voir que le nombre des individus qui tombent malades, correspond à peu près au nombre de ceux qui meurent. Nous ne connaissons pas de moyens pour modérer la violence de cette maladie, quand elle se présente dans toute son intensité. Seulement si quelques circonstances individuelles rendent notre organisation plus à même d'opérer une réaction salutaire, ou rendent moins pernicieuse l'action de la cause morbifique, alors comme la maladie dure plus longtemps, les médecins peuvent appliquer quelques remèdes. A cette époque de la maladie, le nombre des victimes est moins considérable. Cependant les malades, qui guérirent du choléra, ne furent pas tous assujétis au même traitement, de sorte qu'il est extrêmement douteux de savoir s'ils sont redevables de leur guérison à quelques circonstances qui tiennent à leur organisme, ou à la puissance du remède employé. Ce doute, quoiqu'il puisse blesser la susceptibilité des médecins, n'est pas moins raisonnable vu qu'on ne connaît pas encore quel a été le traitement thérapeutique le plus utile, et le remède le plus efficace parmi le grand nombre de ceux qu'on a essayés.

On a dit qu'avec l'ipécacuanha, et avec les émétiques en général, lorsqu'ils étaient administrés dès le commencement, on obtenait un plus grand nombre de guérisons. Malgré cela l'expérience a démontré que quoique ce traitement ait été convenable dans plusieurs circonstances, néanmoins il ne le fut pas toujours. Bien plus, les malades qui guérirent par cette méthode, ne donnèrent aucun signe prouvant qu'ils avaient été atteints par le choléra très-grave; de sorte qu'il faut conclure que les émétiques ne peuvent pas réussir dans tous les cas où la maladie se manifeste dans son intensité. On a encore vanté beaucoup de guérisons à l'aide de l'opium et du mercure doux. Mais il ne manque pas d'observateurs qui, d'après les résultats de leurs expériences, aient proclamé le premier de ces remèdes comme extrêmement dangereux, et le second comme inefficace. Les bains de vapeur qui furent regardés dans un temps comme une planche de salut, et les frictions spiritueuses comme indispensables, ne jouissent à présent de la confiance des médecins que comme des remèdes auxiliaires. On peut en dire autant à l'égard des saignées, des scarifications, des ventouses, des potions cordiales, des lavements anodins, des boissons acides et émollientes, des frictions mercurielles, des chlorures de chaux, de potasse, et de soude, et de toutes substances simples et composées, qui chacune à leur tour ont joui de la réputation d'un remède très-puissant. Tous ces moyens qui furent appliqués dans le traitement thérapeutique du choléra, échouèrent trop souvent pour inspirer de la confiance aux hommes de l'art.

Les remèdes qui ont été employés dans le choléra pourraient tous être renfermés dans deux classes, aussi bien que les indications thérapeutiques que les médecins se sont proposés dans leurs prescriptions; la première de ces classes, comprend les médicaments qui ont été employés dans le but de s'opposer directement à la nature de l'altération pathologique : la seconde embrasse les différents moyens qui ont été destinés à combattre en détail les symptômes afin de simplifier la maladie. Les spécifiques échouèrent complètement soit pour ne pas avoir été choisis dans le nombre de ceux qui ont une action directe sur la partie de l'organe primitivement affectée, soit pour ne pas les avoir administrés dans un temps convenable, et par dose suffisante. Quant aux autres, comme leur action se dirigeait contre un seul symptôme, ils ont pu dans quelques circonstances rendre la maladie plus simplifiée, mais cependant elle n'a pas cessé d'être mortelle. Comment en effet, pourrions-nous réussir à couper une maladie quelconque, dirigeant les remèdes contre quelques symptômes, et n'agissant pas sur la partie qui en est le siége? Comment pourrait-on espérer de vaincre une maladie si les effets des remèdes ne produisent pas, sur la partie malade, des changements capables de rétablir l'ordre dans ses fonctions?

Dans le cas où l'on pourrait nous démontrer jusqu'à l'évidence la possibilité de rendre la santé à une partie malade de l'économie animale, en corrigeant à force de remèdes tous les phénomènes secondaires, nous conviendrions de bon gré de la convenance qu'il y aurait à traiter les malades d'après les symptômes. Une telle méthode pourrait, certes, être préférable à toute autre, puisque la matière médicale ne manquerait pas de moyens pour combattre tous ceux qui pourraient se présenter dans le cours d'une maladie. Mais jusqu'à ce qu'on parvienne à nous le prouver, nous continuerons toujours à croire que la méthode curative d'après les symptômes ne peut produire aucun résultat heureux.

Le froid de mort qui se répand sur toute la peau, la raideur des membres, la crampe aux jambes, les soubresauts des tendons firent naître l'idée de la convenance des remèdes diaphorétiques afin de favoriser une abondante transpiration cutanée. Mais en réfléchissant que toutes les boissons sudorifiques ne sauraient faire suer un cholérique lorsque la maladie est très-intense, et qu'on a vu plusieurs fois le malade transpirer copieusement sans que pour cela ses souffrances soient moindres, et enfin, que souvent le malade meurt dans l'instant même où il commence à transpirer, on sera forcé de reconnaître dans les diaphorétiques une classe de remèdes qui ne pourra être employée avec la probabilité d'en obtenir quelques résultats. S'il est incontestable que la chaleur à la peau est toujours un bon indice dans le cours du choléra, nonobstant nous nous garderons bien d'en inférer que le médecin doive employer son temps dans l'administration de remèdes diaphorétiques, avec la persuasion d avoir sauvé le malade aussitôt que la chaleur à la peau se sera rétablie. La sueur est de bon augure lorsqu'elle vient à la suite de la régularisation des fonctions de la partie de l'économie animale qui préside plus particulièrement aux fonctions de la peau, aussi bien que lorsqu'elle est la conséquence de la disparition de la maladie principale.

D'après le vomissement et les abondantes évacuations intestinales, les médecins en conclurent que la nature voulait

par ces moyens se débarrasser de substances qui étaient in-
compatibles avec l'état morbide de différents organes abdominaux. Dans le but d'aider la nature dans ses efforts ils
prescrivirent les émétiques et les purgatifs. Mais une telle
méthode ne saurait être jugée assez rigoureusement déduite
lorsqu'on fait attention à ce qui suit. Le mouvement renversé
de l'estomac n'est pas un indice que la nature veuille se débarrasser de ce qui est contenu dans la cavité de cet organe;
attendu que si cela était vrai le vomissement cesserait aussitôt après la sortie des substances qu'il renferme. Le vomissement dans ce cas n'est entretenu par d'autre cause que par
la perturbation d'influence des nerfs qui vont au canal gastro-
entérique, nerfs qui proviennent directement du siége de
l'altération morbifique du choléra. Et si les émétiques don-
nés dans le commencement furent dans quelques circonstances avantageux, ils obtinrent ce résultat moins en aidant
la nature dans ses opérations qu'en agissant sur le nerf grand-
sympathique, partie sur laquelle les émétiques ont une action spéciale.

Les frictions chaudes pratiquées avec une flanelle trempée
dans des liquides alcoholiques, ou dans des vapeurs aromatiques, ne pouvaient être d'une grande utilité, puisque
la peau dans cette maladie est presque dépourvue de vitalité
et les nerfs qui se répandent sur son étendue ne transportent
les impressions extérieures que très-imparfaitement, s'y re-
fusant encore quelquefois d'une manière absolue.

Dans le but d'établir sur la peau une dérivation à la maladie interne, les vésicatoires et les sinapismes ont été appliqués bien souvent, et toujours avec peu de succès. Ces moyens
agissent en établissant une inflammation sur la peau, et pas
différemment. Dans notre cas ils ne pourraient produire cet
effet, puisque les éléments d'inflammation qui sont les mêmes
qui entretiennent la vie, manquent entièrement. Ne voyons-
nous pas arriver le même manque d'action dans d'autres maladies lorsque la lésion morbifique de quelques organes internes empêche que la vie s'étende jusqu'à la surface extérieure de la peau. En effet, la couleur pâle de la surface ul-
cérée des vésicatoires, la nullité d'action de la moutarde
sont toujours de mauvais augure, parce qu'elles décèlent que
la vie dans ces mêmes parties est prête à s'éteindre complètement, et si encore quelquefois la couleur de ces surfaces
acquiert un peu de vivacité, cela dépend moins de l'action

de la substance rubéfiante employée, que de la régularisation des fonctions de la partie malade.

La diarrhée et le vomissement furent traités par quelques médecins avec les anti-émétiques et les astringents; mais si encore l'on obtint par ces moyens de modérer la véhémence de ces symptômes, le choléra n'arriva pas moins à sa fin, de la même manière qu'il aurait fait indépendamment de la potion de Rivière, et du diascorde de Fracastor. On traita la céphalalgie à l'aide des applications sédatives, et avec la méthode de dérivation. Les crampes avec la compression un peu au-dessus de l'endroit où elles existent. La cuisson d'estomac, et la soif intense avec les boissons tantôt chaudes, tantôt tièdes, froides ou glacées; mais toujours avec le même succès qu'on obtient dans toutes les autres affections, si on les traite d'après les symptômes.

Dans le nombre des remèdes qui ont été expérimentés dans la vue de combattre la nature de la maladie, il n'y a que les nervins qui auraient pu obtenir un tel résultat, puisque ils agissent sur le système nerveux. Deux causes cependant ont empêché que l'opium, le camphre, la valériane, le musc et d'autres remèdes de cette classe produisissent les résultats que le médecin espérait obtenir en les prescrivant. La première est que presque tous les médicaments nervins employés, possèdent une action spéciale sur le système nerveux de la vie animale, et non sur le système de la vie végétative. Secondement que ne connaissant pas la nature de l'altération pathologique du choléra, on n'a pas su choisir le remède qui avait une action capable de régulariser le mode d'existence du nerf grand-sympathique. Jusqu'à présent nous ne possédons pas un remède qui, par son action, puisse s'opposer aux progrès du choléra, et malheureusement il est à craindre, dans cette circonstance, que des milliers de victimes seront insuffisantes pour éclairer le médecin sur la nature de la maladie, qui marchera effrénée jusqu'à ce que des circonstances inconnues la modifieront de manière à la faire entrer de nouveau dans le nombre des affections *sporadiques*.

Pour éviter toute discussion inconvenante, nous nous abstiendrons de parler de tant de remèdes anti-cholériques, et de quelques doctrines dont la célébrité est due en partie à l'effronterie du charlatanisme, et en partie à la crédulité incorrigible du vulgaire.

Les prôneurs de telles doctrines et de tels remèdes ont un but qui les fera toujours abhorrer par les amis de l'humanité, comme un des maux irréparables qui suit les grands malheurs, et comme l'obstacle le plus hideux à l'émancipation de tous préjugés, et de toute sorte d'illusions dangereuses.

Traitement préservatif du choléra.

Lorsqu'une maladie épidémique, par l'extravagance et par l'indocilité de sa nature, ne se laisse pas dompter par les méthodes curatives les mieux dirigées, il reste bien peu de ressources au médecin pour se rendre utile auprès de ses malades. Toutefois, il ne doit jamais se décourager, et plus la maladie est rebelle, plus ses essais doivent être multipliés et vigoureux. Dans ces circonstances, il pourra encore se flatter d'être utile, ou en appliquant les remèdes les plus actifs avec intrépidité et hardiesse, ou en indiquant les règles et les moyens les plus convenables pour se préserver du fléau. S'il y a quelque circonstance dans l'exercice de la médecine qui admette les méthodes les plus hasardées, c'est certainement lorsqu'une maladie se présente féroce, d'une durée très-courte, et provenant de causes inconnues. Dans ce cas, les théories se montrent défectueuses, les traitements les mieux composés échouent complètement, et les moyens les plus efficaces ne produisent aucun résultat heureux. Il faut donc de nouveaux expédients pour arriver au but auquel on veut parvenir. Il faut donc ne pas imiter l'exemple de quelques médecins qui préfèrent traiter leurs malades avec des remèdes employés mille fois inutilement. Il faut donc faire de nouvelles tentatives pour tâcher de découvrir ce qu'on chercherait en vain en parcourant les routes qui ont été tracées par d'autres.

Mais voulant procéder avec ordre dans ce qui nous reste à dire pour compléter l'exposition de nos idées relatives au choléra, nous nous occuperons maintenant des moyens préservatifs pour exposer en dernier lieu le traitement thérapeutique que nous jugeons plus convenable dans cette maladie.

L'obscurité qui enveloppe les causes prédisposantes du choléra est un obstacle insurmontable afin de fixer les règles essentielles pour se préserver de leur influence malfaisante. C'est pour cela que les médecins, dans leurs conseils de précautions, se laissent guider entièrement d'après les règles générales hygiéniques, ne pouvant le faire d'après leurs connaissances sur la nature des causes de la maladie. Il paraît que dans l'incertitude qui règne à cet égard, ils ont voulu rassurer leur conscience en n'oubliant pas de proposer toutes les précautions les plus importantes que l'hygiène indique pour vivre en parfaite santé. Il serait long et ennuyeux de répéter tout ce qui a été proposé par plusieurs académies de médecine, et par plusieurs conseils de salubrité, pour se prémunir contre les attaques du choléra. Tous les avertissements qu'on a prodigués pourraient être compris dans cette seule prohibition, d'éviter toutes les causes qui plus fréquemment disposent à tomber malade. Relativement à cette défense, on pourrait faire observer que les causes qui nous disposent à la maladie, sont les mêmes qui nous font vivre, et que notre économie animale ne pouvant pas se passer d'elles, ni s'émanciper de leur influence, il est de toute difficulté de régler leur action de manière à ce qu'elles ne produisent aucun dommage. On pourrait encore ajouter à cela qu'une telle vigilance sur soi-même est incompatible avec les occupations de beaucoup de monde, et elle ne deviendrait certes adoptée de la majorité que lorsque le danger serait imminent.

Parmi les moyens de précaution qu'on a proposés, je ne saurais préciser celui qui mérite la préférence sur les autres, et peut-être aucun médecin ne le saurait mieux que moi. Le choléra n'a pas attaqué de préférence une seule classe de personnes qui eûssent à-peu-près les mêmes habitudes. Il n'épargna pas tous ceux qui s'étaient fait une loi de ne négliger aucune règle d'hygiène; il parut au milieu des populations après les mesures sanitaires les plus rigoureuses: les remèdes les plus prônés furent l'un après l'autre condamnés par l'expérience, de sorte que nous croyons que les moyens qu'on a proposés pour se préserver du choléra ont eu tous le même résultat qu'ont obtenu tant de remèdes qui ont été vantés pour le guérir (1).

. (1) M. le Docteur Coillot de Besançon, vient de proposer le tannin comme remède prophylactique du choléra. Si nous nous empressons de reconnaître que cet astringent peut en une certaine mesure remplacer comme anticholérique le sulfate de quinine, puisque le tannin est aussi un bon fébrifuge, nous regrettons de ne pas pouvoir nous associer à l'opinion de notre confrère en ce qui concerne le point de départ pratique d'où il est parti, et moins encore à ce qui a trait à la théorie dont

On a vérifié malheureusement que, dans bien des cas, la précaution même de quitter les lieux infectés, a été fort inu-

---

il étaye sa proposition. *Dans les épidémies,* dit - il, *les cordonniers sont rarement atteints.* Ce fait qui peut accidentellement se confimer est cependant en contradiction avec les chiffres statistiques de M. le Docteur Gosse, qui dans un travail fort remarquable sur les susceptibilités professionnelles à contracter le choléra, a pu constater que les cordonniers figurent dans la proportion de plus de 12/100, à peu près comme la catégorie des médecins, infirmiers et autres qui touchent de près les cholériques. L'immunité de la part des raffineurs de cachou, des préparateurs d'extraits de chataigniers, des teinturiers en noir, aurait mieux démontré que celle des cordonniers, lors même que celle-ci serait incontestable, la propriété anticholérique du tannin. Nous trouvons dans le vol. 12, page 164, des *Annales d'Hygiène publique* « qu'il semble que le choléra attaque de préférence les professions qui indiquent le moins d'aisance et surtout celles qui sont exercées en plein air. » M. Gosse donne des résultats en faveur des boulangers et des bouchers, qui dans certaines épidémies cholériques figurent en très-petit nombre. D'où nous pouvons conclure qu'il n'y a rien de bien déterminé en fait de prédisposition cholérique due aux différentes occupations professionnelles.

L'exemple du cheval, qui nourri pendant quinze ou vingt jours avec l'écorce de chêne donne un cadavre qui se conserve pendant un mois, ne prouve autre chose qu'une propriété du tannin de se combiner à quelques substances animales, et jouant le rôle d'acide, de donner lieu à des composés inaltérables à l'air. Bien entendu après la mort ; puisqu'un degré quelconque de tannage de nos tissus est incompatible avec la vie... Ce fait ne prouve nullement la propriété antiseptique du tannin, et moins encore que cet astringent ait une action préservatrice contre une prétendue décomposition chimique qui serait le cause immédiate du choléra. D'ailleurs malgré qu'il faille accorder à la chimie une place dans la pathologie, Il n'existe cependant aucun fait qui nous engage à exhumer les vieilles croyances de Villis sur la putréfaction fébrile, pour nous rendre compte de l'action des médicaments, et de la cause des maladies. La putridité est passée au rang de phénomène secondaire d'une lésion primitive du système nerveux, qu'on est convenu d'appeler adynamique. Ainsi il est à croire que le tannin agit sur l'appareil de l'innervation de la même manière que le sulfate de quinine, quoique en un degré beaucoup moins fort, et il ne serait pas étonnant que d'autres fébrifuges, particulièrement parmi les amers, fussent reconnus efficaces contre le choléra.

On peut en dire autant du cachou proposé par le M. le Docteur Turck, substance la plus riche en tannin de toutes les substances végétales connues.

M. Mouchon, pharmacien très-distingué de notre ville, s'en rapportant en toute confiance à la théorie de M. Coillot, propose à son tour de remplacer le tannin par le charbon de bois, comme substance émi-

tile, puisque des individus n'ont pas été exempts de la maladie, lors même que s'étant éloignés ils se flattaient d'en
être entièrement préservés. Ce fait incontestable conduit aux
réflexions suivantes.

On ne pourrait pas facilement décider si la cause du
choléra est un principe essentiel, d'une nature spécifique,
et doué d'attributs particuliers, ou vraiment si cette
maladie se développe à la suite de beaucoup de circonstances qui disposent quelque partie de l'économie animale à ressentir différemment l'action des causes les plus
communes. Observant cependant que les individus qui s'é-
loignent du foyer d'infection ne se préservent pas tous de la
maladie, on est disposé à regarder la seconde opinion comme préférable, ou on est dans la nécessité d'admettre qu'un
tel principe morbifique peut se cacher longtemps dans l'organisme sans manifester ses effets. Dans une supposition aussi
bien que dans l'autre, il faut admettre que la partie où la
maladie a son siége se dispose peu à peu, et par conséquent
on est forcé de croire que les causes ordinaires sont capables
de faire éclater la maladie, lorsque la prédisposition existe.
Il est plus vraisemblable, à notre avis, de penser que le
choléra provient à la suite des causes capables de prédisposer le nerf grand-sympathique à être affecté d'une manière
non conforme à la santé par tous les agents naturels qui nous
entourent. Cette opinion se prête mieux que toute autre à

---

nemment désinfectante et antiseptique. Outre ce que nous venons de
dire, qui peut aussi s'appliquer à ce remède, nous pouvons ajouter que
ce n'est pas la première fois qu'on a essayé cette substance contre le choléra, mais malheureusement au moins d'après M. le Docteur Bichler
qui, entre autres praticiens, s'en est servi dès 1831, on n'en a obtenu
que des résultats *variables*, et encore ces résultats favorables ou défavorables sont probablement dus à l'opium, au camphre, à la magnésie,
substances conjointement administrées. Tout en saisissant avec em-
pressement l'occasion de reconnaître les véritables services rendus à la
pharmacologie par l'infatigable savant lyonnais, nous ne pouvons nous
empêcher de lui exprimer le désir de voir répéter les essais. Un seul
succès ne peut être considéré comme ayant une valeur clinique quelconque, d'autant plus qu'on n'a essayé que sur un seul cas de cholérine,
indisposition qui peut dans bien de circonstances se guérir par l'usage
de quelques infusions aromatisées. Le succès n'a d'autorité que par
le nombre et un seul ne suffit pas pour satisfaire à l'anxiété publique
au risque de l'endormir dans une sécurité trompeuse.

l'interprétation des phénomènes, et à l'appui de plusieurs
faits qu'on ne pourrait comprendre envisageant l'*étiologie* du
choléra de toute autre manière. Mais cependant quelle opinion qu'on professe à cet égard, il sera toujours vrai que le
nerf grand-sympathique étant le siége de l'altération morbifique de la maladie, les causes du choléra ou agiront directement sur cette partie, pour la disposer à contracter l'affection, ou indirectement sur d'autres parties de l'économie animale, produisant pour dernier résultat cette prédisposition. Les moyens préservatifs, par conséquent, devront ou
neutraliser le pouvoir morbifique de ces causes, ou rendre
le nerf grand-sympathique insensible à leur influence malfaisante. Comme il est impossible d'atteindre la première de ces
conditions, il ne reste au médecin que de tâcher d'accomplir
la seconde, c'est-à-dire qu'il faut changer la manière de sentir
du nerf sur lequel la maladie est fixe. Si ce n'est pas à une
différence dans la sensibilité du nerf qu'il faut rapporter ce
qu'on observe dans le cours d'une épidémie, c'est-à-dire que
la maladie n'attaque vivement qu'une partie de la population,
et pas toute, je ne saurais, je l'avoue, à quelle autre cause
l'attribuer. Modifiant donc l'æsthétisme vital (si ce mot m'est
permis) du nerf grand-sympathique, on parviendra à le rendre
inattaquable, et on le préservera de la maladie (1).

---

(1) Je lis à linstant même l'article inséré dans la *Gazette médicale de
Lyon du 31 juillet* 1854, sortant de la plume élégante de M. le Docteur Poyet. C'est avec un véritable bonheur que je le vois en quelque
sorte paraphraser, sans le savoir, mon ancienne théorie de 1835, sur
la cause prochaine du choléra. En effet j'ordonne le sulfate de quinique
(méthode iatraleptique), et lui recommande le sulfate de strychnine
(méthode endermique), ce qui pour moi n'est qu'une différence acciden-
telle dans le choix de remèdes d'une même série. Je dis avec Hartmann,
Junghauss, Bukner, Swédiaur, Levis, Carminati, et beaucoup d'autres
savants, que toutes les préparations de noix vomique et de fève de St-
Ignace sont accessifuges, et si M. Poyet avait apprécié les traits de ressemblance pour ne pas dire d'identité, qui existent entre les pernicieuses et le choléra, je ne doute nullement que comme moi il eut pré-
conisé l'emploi du spécifique par excellence, et non celui d'un toxique,
qui d'après tous les praticiens, n'est pas toujours sans inconvénients.
Il est vrai que tout tient à la dose, mais comme dans la plupart des
cas il faut proportionner cette dose au degré de l'affection je craindrais
qu'en employant la strychnine à faibles quantités, de ne pas arriver à la
saturation de la maladie, et par contre tentant de la saturer, d'arriver
à l'intoxication; ce qui n'est jamais à craindre en employant le sulfate

Pour obtenir ce résultat, il n'y a d'autre moyen que de
faire parvenir sur cette partie de l'organisme l'action des substances qui peuvent en modifier les conditions. Connaissant
le siége pathologique d'une maladie, et pouvant agir sur l'organe malade, nous pourrons à l'aide de substances convenables rendre nulle ou presque nulle l'influence morbifique des
agents naturels. Le changement soudain de température dans
l'atmosphère, que nous regardons comme cause des bronchi-
tes, et des péripneumonies très fréquentes en hiver et en au-
tomne, n'aura pas de suites fâcheuses chez un individu dont
les poumons et les bronches sont en état de parfaite santé,
ni lorsque l'on aura employé toutes les précautions pour mettre les voies aériennes à l'abri de l'influence de cette cause.
Ce même changement de température qui dans l'été produit
ordinairement la diarrhée ou la dyssenterie , sera inaperçu
par les individus dont le canal gastro-entérique n'est pas pré-
disposé, et dont la nourriture ne se compose pas de matières
difficiles à être digérées. Ce même changement enfin , qui
produit la fièvre tierce, restera sans effet toutes les fois qu'il
ne trouvera pas une prédisposition, ou qu'on n'aura pas né-
gligé toutes les précautions que l'expérience nous a montrées
convenables afin de se préserver de cette maladie. Parmi mes
lecteurs, ceux qui auront suivi le cours de mes idées, s'aper-
cevront facilement que le remède que nous jugeons préférable pour nous préserver du choléra n'est autre chose que le
quinquina. Cette écorce, ses sels et ses alcalis, ayant sur le
nerf grand-sympathique une action *évæsthétique*, capable de
varier momentanément sa manière de sentir, pourront probablement briser la chaîne des mouvements qui disposent le nerf
à contracter cette maladie, et réussir à rendre nul l'effet des
causes morbifiques. Pour obtenir ce résultat, il faudra conti-

---

de quinine et comme curatif et comme préservatif. Et puis comme dernier argument en notre faveur, le sulfate de strychnine ne peut être
confié qu'à des mains habiles, et conséquemment ce ne serait pas sans
de grands inconvénients probables, qu'on le livrerait aux mains de tous
comme préservatif.

Nous croyons aux résultats relatifs de M. le Docteur Abeille, d'autant plus qu'ils s'accordent avec ceux qu'on obtient à Calcutta, où la tein-
ture alcoholique d'*Ignatia amara* est regardée comme le spécifique
du choléra. Ce qui en dernier analyse ne fait que confirmer notre théorie, qui recevra toujours une sanction nouvelle à chaque insinuation
d'un nouveau fébrifuge.

nuer longtemps l'usage de ce remède, parce que le quinquina possède une action très passagère et parce que nous ne savons pas combien de temps les causes prédisposantes peuvent continuer à dominer. Il résulte de ce que nous venons de dire que nous proposerions de faire un usage journalier de cette substance dans une dose relative à la sensibilité individuelle, et avec toutes les précautions que beaucoup de circonstances peuvent exiger. Ce remède pourra être donné conjointement à la racine de colombo ou à quelque autre astringent amer, dans le but de corroborer les parois du canal gastro-entérique. Dans l'ouvrage sur le choléra du docteur Gosse de Genève, on rapporte le fait que deux matelots attaqués de fièvres tierces, pour s'en préserver faisaient un usage journalier de je ne sais quelle préparation de quinquina. Le choléra ayant éclaté à bord de leur bâtiment aussi bien que dans plusieurs autres qui étaient dans la même rade, eux seuls en furent préservés, quoique leurs fonctions de soigner les malades les missent continuellement à la merci de la cause morbifique.

Ce traitement préservatif n'aboutirait à rien s'il n'était pas escorté par l'accomplissement des règles d'hygiène, et plus de celles qui apprennent à nous préserver des changements soudains de la température atmosphérique. Les fonctions exercées par la peau sont très importantes, et elles ne pourront jamais s'altérer sans que d'autres altérations organiques ou dynamiques ne viennent à leur suite. La répercussion de la sueur est bien souvent la cause de beaucoup de maladies ; et si on ne veut pas la regarder comme cause du choléra, on ne pourra cependant pas nier qu'elle peut très bien le déterminer toutes les fois que la prédisposition existe. Les habillements en laine sur la peau sont préférables à tous, comme les plus propres à nous mettre à l'abri des suites que la suppression de la transpiration cutanée peut entraîner.

Relativement aux mets nous ne pourrions donner des règles différentes de celles que l'hygiène nous prescrit ; et nous ne saurions exclure une substance alimentaire plutôt qu'une autre, si ce n'est celles qui sont difficiles à être digérées.

Si les hommes pouvaient toujours diriger à leur gré leurs penchants moraux, nous prescririons de se préserver de toute idée triste pour éviter d'affaiblir le système nerveux ; c'est-à-dire, pour éviter de nous prédisposer à la maladie.

La *ponctualité* et la *persévérance* seront les deux secrets pour obtenir une issue favorable au traitement préservatif que

nous proposons. Ces deux conditions sont indispensables toutes les fois qu'il s'agit d'une maladie nerveuse, et d'un médicament qui possède une action très passagère.

Traitement curatif du choléra.

Il arrive bien souvent que le malade, lorsqu'il est attaqué
par le choléra, avoue avoir éprouvé précédemment quelques
malaises, qui cependant n'avaient pas été assez marqués pour
les regarder comme précurseurs de la maladie. Cela fait voir
combien il est indispensable, dans le cours de cette épidémie,
chacun d'étudier de près l'état de sa santé afin de vérifier si
elle est dans toute son intégrité. Il est démontré évidemment
que la maladie cholérique ne saisit pas tout d'un coup l'individu, et qu'elle a besoin de plus ou moins de temps pour arriver par degrés à sa plus grande véhémence. Les symptômes
précurseurs, et ceux de l'invasion laissent entre eux une sépa-
ration qui permet de traiter notre argument sous deux points
de vue différents, les mêmes indications à remplir n'existant
pas toujours. Aussitôt que quelques symptômes précurseurs
s'annoncent, ou vomissement, ou diarrhée, ou céphalalgie, ou
vertige, ou tout autre, il faut prescrire les remèdes les plus convenables pour débarrasser le canal gastro-entérique de toutes
matières hétérogènes. Les émeto-cathartiques auront la préférence, puisque par leur action on rend les fonctions des absorbants plus actives, et que les nerfs acquièrent un degré
plus élevé de sensibilité. Après l'effet de l'ipécacuanha ou du
tartre émétique ou des purgatifs, nous proposons l'usage des
sels de quinine, ou les préparations de quinquina, pour agir
directement sur le nerf grand-sympathique. Si un tel médicament peut couper la chaîne des mouvements morbifiques
déjà commencée, toutes les fonctions qui dépendent de l'influence de ce cordon nerveux se régulariseront, et la santé sera
bientôt rétablie. Mais si pour avoir trop tardé de prescrire le
remède, ou parce que la dose n'a pas été assez forte, ou par
idiosyncrasie individuelle, l'action de cette substance n'a produit aucun effet sur le nerf grand-sympathique, la maladie
ne tardera pas à se déclarer avec l'effroyable réunion de ses
symptômes, tous plus alarmants les uns que les autres. Les
potions diaphorétiques tièdes, les frictions à la peau, le repos
dans un lit bien chaud, l'abstinence de toute sorte de nourriture aideront beaucoup à obtenir le succès qu'on désire. Il
faudra cependant encore dans ce cas avoir recours de temps

en temps aux mêmes remèdes, quoique le danger ait tout-à-fait cessé, comme il sera nécessaire de soigner de près le malade comme étant toujours en convalescence, et comme ayant en lui une prédisposition bien remarquable à rechuter. La ponctualité et la persévérance seront donc indispensables pour éviter une rechute qui probablement serait fatale.

Mais si par malheur toute précaution était inutile, et que la maladie se soit déclarée avec les symptômes les plus graves, l'indication principale à remplir sera d'agir avec l'écorce péruvienne sur la partie qui est le siége de la maladie pour tâcher d'en suspendre le progrès. Dans cette circonstance cependant le médecin ne doit pas toujours se flatter de la réussite, puisque l'action du remède ne peut pas se faire apercevoir sur le nerf grand-sympathique, et puisque souvent la maladie quand elle éclate a déjà outrepassé les limites de la curabilité. L'expérience a fait voir à l'égard des fièvres intermittentes pernicieuses, que quoique avec le quinquina on ne puisse suspendre le cours d'un accès, cependant on peut réduire la maladie à meilleure condition. Une telle application encore, dans notre cas, ne restera donc pas toujours infructueuse, au moins il est raisonnable de l'espérer. La dose du remède doit être telle que le médecin n'ait pas à regretter de n'en avoir pas assez donné. Il faut dans les cas graves employer de la médecine agissante, et non de l'incertaine ou de la douteuse. Sans cela on ne pourra jamais se rendre compte de l'action du remède, et des effets qu'il peut produire. Nous voudrions que lorsque le vomissement et la diarrhée empêchent d'administrer les préparations de quinquina ou par la bouche ou par lavements, qu'on n'hésitât pas un instant de les appliquer sur la peau privée de son épiderme. Ce moyen est toujours applicable, et nous dirons même qu'il est préférable à tout autre. Il exige cependant d'être mis en œuvre avec toute la promptitude possible, à cause de la rapidité de la maladie. Tout moyen pour ôter l'épiderme est bon, pourvu qu'il puisse s'exécuter à l'instant, les délais pouvant devenir mortels. L'eau bouillante, le feu avec du coton imbibé d'esprit de vin, les corrosifs les plus prompts devront être employés, et aussitôt que la cuticule sera ôtée, il faudra saupoudrer la plaie avec une grande dose de sel de quinine. L'endroit le plus convenable est le creux de l'estomac, les dimensions à donner à la plaie sont les plus larges. L'application des moyens diaphorétiques ne contrariera pas l'action des sels de quinine.

Les frictions sur la colonne vertébrale pratiquées avec la pommade de quinine délayée dans l'huile d'amandes douces, ou d'olives non rance, seront très utiles. Si la maladie n'a pas fait assez de progrès, ou si le degré de son intensité n'est pas arrivé à son maximum, jusque là les capillaires lymphatiques pourront encore absorber le sel de quinine, et contribuer ainsi à modifier la condition pathologique du système nerveux. Il ne sera pas cependant convenable de s'en rapporter exclusivement à l'emploi de ce moyen, qui par suite de la constriction épidermique pendant la période algide, pourrait être tout-à-fait inutile. Quoiqu'il faille toujours ne pas négliger ce mode d'application du spécifique, il conviendra surtout, n'importe le degré et l'époque de la maladie, d'y associer comme nous venons de le dire, l'usage d'un escarotique actif, pour pouvoir en saupoudrer la surface dénudée de l'épiderme, et s'assurer d'un degré convenable d'absorption du remède. Ce moyen sur lequel nous insistons plus particulièrement, nous a réussi autant de fois que nous l'avons employé, et tout nous fait croire que cette méthode thérapeutique est la seule qui puisse donner d'heureux résultats.

Il est très douteux que les remèdes administrés intérieurement exercent dans les cas de choléra grave, une action quelconque. L'intervertissement du mouvement pérystaltique d'une bonne partie du conduit intestinal, la grande quantité de liquides sécrétés par la muqueuse, peut faire croire que si l'excrétion entérique est surexcitée, l'absorption par contre est suspendue, ou annihilée pour toujours. Souvent, dès le début du choléra, s'établit un travail de concentration vitale du dehors en dedans. Les parties externes sont pour ainsi dire privées de vie, tandis qu'il faut croire que les internes en surabondent. Ce qui nous porte à penser que les remèdes appliqués extérieurement peuvent mieux exercer leur action, se trouvant au contact de vaisseaux absorbants qui ont une tendance morbide de prendre tout ce qui se présente et de le transporter au dedans. En appliquant les remèdes de cette manière on profite du pervertissement même d'une fonction, pour la faire venir en aide à nos vues médicales, et d'autant mieux qu'il est probable que les exhalants même intervertissent leur fonction, et au lieu d'exhaler absorbent. (1)

---

(1) Cette opinion vient de recevoir une éclatante confirmation par des expériences irrécusables, dont M. Duchaussoy a rendu compte à

La théorie, comme on le voit, ne se refuse point à interpréter les résultats de l'expérience, et l'une et l'autre s'accordent à constater, d'une part, la presque inutilité de l'usage
de remèdes internes, et de l'autre elles tendent à prouver
que s'il y a une chance dans la thérapie de cette terrible affection, elle est toute entière dans la méthode iatraleptique
d'administrer le sulfate de quinine.

<hr>

CONCLUSION.

Si les symptômes du choléra nous ont paru avoir beaucoup
de ressemblance avec ceux des fièvres intermittentes pernicieuses, si beaucoup de faits nous ont donné l'idée que la
maladie cholérique n'était qu'un degré élevé de celle-ci, il
était logique d'établir que la méthode curative dans un cas
aussi bien que dans l'autre doit être toujours la même. *Per
analogiam ab altero ad alterum recta fieri possit argumentatio
ad curandum eosdem, methodo pene eadem, eisdemque remediis.*
Mais parce que le degré d'intensité de ces deux maladies
est différent, il s'ensuivait pour nous nécessairement que l'intensité dans le traitement ne doit pas être le même dans les
deux cas.

Nous avons donné à cette idée tout le développement pratique dont nous la croyons susceptible. L'application des remèdes quiniques n'est pas nouvelle dans la théorie du choléra, et certes nous ne prétendons pas plus à la priorité de
cette découverte que nous ne prétendons à la priorité de l'autre, c'est-à-dire de considérer le choléra comme maladie qui
pourrait ne pas différer des intermittentes pernicieuses, ou
pour nous servir d'une expression employée par d'autres,
ne serait en dernière analyse qu'une *pernicieuse larvée.*
Nous avons cru seulement remarquer dans certains écrits qui
ont précédé notre première édition, ainsi que dans quelques
ouvrages qui ont paru après, une admirable conformité avec
notre manière d'envisager la nature de la maladie, et le re-

<hr>

à l'Académie du 17 juillet 1854. Lorsqu'un principe rationnel est vrai,
les faits ne lui font jamais défaut; ce n'est qu'une question de temps.

mède ; mais nous avons jugé aussi que ces notions ne sont pas toujours suffisantes pour s'assurer une bonne réussite. Il nous a paru qu'on a fait bon marché d'une circonstance essentielle, je veux dire de la quantité de la condition pathologique, comme dirait Rasori, et de la quantité d'action médicamenteuse nécessaire à la neutraliser. En outre la manière d'administrer le remède le mieux indiqué n'aboutit à aucun résultat si l'organisation refuse de se l'assimiler, et tous les médecins conviendront avec nous que le flux de ventre par le haut et par le bas et la constriction de l'épiderme, sont tous des conditions défavorables à l'absorption du remède. Nous ne réclamons donc pour notre part que le faible mérite qu'il peut y avoir en indiquant une méthode qui facilite et assure l'absorption et la durée de l'action du remède qui est nécessaire pour combattre la maladie.

Dans maintes circonstances le succès dépend moins du choix du moyen pour réussir, que de la manière de l'employer. Beaucoup de traitements n'échouent que parce qu'on les applique trop tôt ou trop tard, et parce que leur degré n'est pas en proportion avec l'intensité de la maladie. Une saignée seule ne guérit pas toujours une inflammation, ni quelques grains de peroxide de fer ne suffisent pas à neutraliser toutes quantités d'arsenic. En conséquence si les médecins flogosistes se croient autorisés par la force de la maladie à répéterles saignées coup sur coup, si les chimiâtres administrent toujours les remèdes en quantité correspondante au degré du principe morbide qu'ils veulent saturer, si enfin, à l'exception de l'homéopathie, tous les autres systèmes médicaux prescrivent de proportionner la dose des remèdes à l'intensité de la cause morbide, il est évident que quelle que soit l'idée qu'un médecin se forme sur la pathologie du choléra, et quel que soit le remède qu'il croira convenable d'administrer, il sera tenu de satisfaire à l'indication thérapeutique d'agir avec force et avec insistance contre une maladie qui a pour caractère distinctif l'intensité et la précipitation.

S'il est permis d'espérer un succès dans le traitement du choléra, ce n'est qu'après que la méthode aura été appliquée avec hardiesse et promptitude. Hors de ces deux conditions les médicaments même les plus actifs seront inutiles. Peut-être que d'autres méthodes curatives pourront aboutir aussi à d'heureux résultats, pourvu qu'on les applique promptement, et assez vigoureusement pour produire une perturbation générale dans l'économie. Le sulfate de quinine n'est pas le seul remède contre les intermittentes, et il ne serait pas surprenant que beaucoup d'autres substances pussent réussir contre le choléra comme elles réussissent contre les fièvres périodiques sans autre précaution que celle de proportionner la dose du remède à l'intensité de la maladie.

Si nous nous arrêtons au sulfate de quinine, c'est parce que parmi les accessifuges il est le plus actif et le plus usité ; mais, comme tout remède, celui-ci cependant n'est pas infaillible, et nous nous garderions bien de le proclamer comme tel, malgré son incontestable supériorité thérapeutique sur tous les autres fébrifuges. Beaucoup de fièvres qui résistent au quinquina cèdent à l'usage d'autres remèdes, qui à leur tour sont d'une inefficacité complète contre d'autres fièvres qui se laissent couper par le quinquina. Cela prouve, selon nous, ou une différence dans l'affection pathogénique des périodiques, ou l'existence de quelques complications. Dans l'une ou dans l'autre hypothèse le choléra peut également résister à un fébrifuge, et guérir sous l'action d'un autre, ce qui ne peut faire changer d'opinion sur l'analogie, et je dirai presque sur l'identité de la nature de l'affection qui entretient les pernicieuses et le choléra.

Pour se procurer des résultats positifs qui démontrent péremptoirement la justesse ou la fausseté de notre opinion, il faudrait établir une série d'expériences qu'il est fort difficile de faire avec toute l'exactitude désirable. La brièveté de la maladie s'oppose dans le plus grand nombre des cas à ce qu'on applique le remède assez à temps pour qu'il puisse agir utilement, et à une dose assez élevée pour neutraliser la névrose cholérique. Outre cette pierre d'achoppement contre laquelle viennent se heurter les méthodes thérapeutiques les plus rationnelles, ainsi que toutes les tentatives empiriques, on rencontre encore une difficulté quelquefois insurmontable au moment même de l'application du traitement, je fais allusion à la répugnance assez générale de s'occuper de trop près des soins nécessaires dans cette circonstance. Quoique la maladie cholérique ait été reconnue non contagieuse, le médecin ne peut être tranquille sur la mise en pratique de ses prescriptions, puisqu'il n'est pas présumable qu'il puisse consacrer assez de temps à chaque maladie pour s'assurer par lui-même que les moyens prescrits ont été administrés avec la persistance nécessaire. Malgré cela, et malgré l'intensité de la maladie, on pourra toujours ouvrir une plaie, on pourra toujours la saupoudrer de sel de quinine, on pourra toujours frictionner le long du dos, on pourra réchauffer le malade tant et plus, on pourra, en un mot, agir assez pour se convaincre même dans les cas les plus graves de l'efficacité de sels quiniques. Si l'on obtient quelques résultats ils sont nécessairement dus au remède ; et dans des circonstances aussi graves, il ne faut pas être bien exigeant sur le nombre. Quoique le quinquina soit d'après nous la seule ressource contre la maladie cholérique grave, cependant nous admettons quelque chose au-dessus de la force des remèdes même les plus actifs, c'est-à-dire la gravité de la maladie. Rappelons-nous que Bursérius parlant de la fièvre pernicieuse algide n'admet la possibilité de la guérir que lorsque *si in ipsa accessione febricitans non pereat ,* ce qui implique que même du temps de ce médecin on ne sauvait pas toutes les victimes des fièvres pernicieuses, quoiqu'on eût déjà reconnu l'efficacité du quinquina. Et il faut bien s'attendre à des insuccès encore plus fréquents qu'autrefois, puisque si les anciens donnaient le quinquina comme préservatif du second accès, nous le proposons pour combattre l'actualité même du principe morbifique, le modifier, le neutraliser, afin d'en amoindrir les conséquences désastreuses sur toutes les autres parties de l'économie. S'il est aisé à l'aide du sulfate de quinine d'empêcher le renouvellement du paroxysme, il est sans doute beaucoup plus difficile d'obtenir de le modérer une fois développé. Cependant l'observation a démontré que les préparations de quinquina ne sont pas contre indiquées pendant l'accès, puisque au contraire elles en amendent l'intensité, agissent en outre comme préservatives contre le second accès. D'où nous pouvons conclure qu'il est possible dans plusieurs circonstances, sinon dans toutes, de diminuer le rhythme fébrile, et mitiger tous les symptômes du choléra, ce qui équivaut selon nous à augmenter le nombre de chances de guérison, si ce n'est à l'assurer.

Si les préparations du quinquina ont été *inutilement administrées* dans le traitement du choléra, ou si elles devaient l'être à l'avenir avec le même résultat, nous ne regarderons notre opinion comme fausse que dans le cas où on nous aura démontré jusqu'à l'évidence qu'en expérimentant on a observé les conditions que nous avons suggérées : *persévérance* et *ponctualité* lorsque les préparations de quinquina sont administrées comme remède préservatif, *promptitude* et *hardiesse* comme moyen thérapeutique.

Que le médecin ne craigne pas de contrarier la nature dans ses efforts. Jamais moins que dans le choléra elle n'étale son autocratie, puisque même dans la période des symptômes précurseurs ses efforts semblent tous dirigés pour détruire l'individu. Les secours les plus actifs, les plus hasardés même n'augmenteront pas le nombre des chances défavorables, tandis qu'il y a tout à espérer d'une méthode thérapeutique appliquée courageusement, surtout lorsqu'elle a pour elle l'appui du raisonnement et de l'expérience.

Pour conclure, nous ajouterons que les méthodes curatives les plus douteuses et les remèdes les plus dangereux ne peuvent être employés avec succès indistinctement par tout le monde. L'arme de la hardiesse et du hasard n'est inoffensive que maniée par un observateur habitué à se frayer de nouveaux chemins, et assez pourvu de connaissances et de présence d'esprit pour ne pas se laisser imposer par l'imprévu. Il ne faudrait pas croire qu'il soit facile d'appliquer un remède n'importe lequel, lorsqu'il s'agit d'une substance très-active. Que ce conseil puisse persuader les non médecins qui liront cette brochure de cette vérité: savoir, que la méthode que nous proposons ne doit être employée que par un homme de l'art, et ne peut l'être sans s'exposer sinon à un danger réel, tout au moins à un manque de succès.

En recommandant le fébrifuge par excellence comme remède préservatif et curatif du choléra, d'après l'opinion que cette maladie a une secrète parenté avec les pernicieuses par rapport aux causes, au siége et aux symptômes, nous nous exposons probablement au reproche d'être exclusif et systématique. Soit : nous aurions pu ne pas l'être que nous ne l'aurions pas voulu. Ou le principe d'analogie dont nous nous sommes servi est vrai, et sans contredit le remède le plus convenable est le quinquina, ou il est faux, et il faudra chercher d'autres remèdes : il n'y a pas moyen de sortir de l'exclusivité lorsqu'on propose un remède contre une maladie, à moins de vouloir tomber à pieds joints dans la médecine symptômatique qui entraîne à une polypharmacie plus coûteuse d'ordinaire que bienfaisante.

Si nous avions besoin d'étayer notre opinion à l'aide d'autorités irrécusables, il nous serait très-facile de nous en procurer. Un sentiment de déférence nous oblige même à rappeler les noms de MM. les docteurs Graeffe, Fraenkel, Sachs de Berlin, Alibert, Ricord, Andral, Lisfranc, Bally de Paris entre autres, qui ont obtenu des succès incontestables avec le sulfate de quinine, quoiqu'ils ne l'aient administré qu'à l'intérieur, et seulement dans les cas où les vomissements n'existaient pas. Ces praticiens fort recommandables n'ont pas songé, ou n'ont pas cru convenable de rendre possible l'administration du remède, lors même que le vomissement s'y oppose. Nous l'avons fait, et notre expérience nous a démontré qu'il était très-rationnel et très-utile de le faire.

Torti, Morand, Sauvage, Juncker et autres qui ont eu à traiter les névropathies intermittentes, attendaient la rémission fébrile pour administrer le spécifique. Ils perdaient donc nécessairement tous les malades, dont la fièvre était assez intense pour tuer en un seul paroxysme. Les praticiens qui ont appliqué les préparations de quinquina au traitement du choléra ne l'ont ordonné que dans les cas de *choléra sec*, ou tout au moins en l'absence des vomissements. Ils ont ainsi obtenu des résultats inespérés contre une des formes les plus foudroyantes du choléra, ce qui aurait dû les engager à trouver le moyen d'administrer le sulfate lors même que le vomissement existe. Nous prescrivons le remède dès le début, dans toute forme cholérique indistinctement, à doses très-élevées. Nous visons donc à modifier l'actualité de la condition pathologique quelle que soit son essence, et le mode de manifestation qu'elle affecte. Nous pouvons toujours agir, et agir immédiatement, ce qui nous persuade de remplir les conditions *sine qua non* de *promptitude* et *d'énergie*.

Pour conclure de manière à appaiser quelques susceptibilités médicales qui pourraient ne pas trouver bon que nous ayons mis dans les mains du public la substance que nous croyons être le spécifique du choléra, et à l'appui de l'importance des secours hâtifs dans cette maladie, nous citerons ce que M. le docteur Schaeffer a dit à ce propos : « Il faut faire connaître au public le traitement le plus facile et le plus efficace avant l'arrivée du médecin, et engager celui-ci à porter sur lui les médicaments nécessaires au traitement de la maladie. » (Gosse, page 169.)

TABLE.

PREMIÈRE PARTIE.

SECONDE PARTIE.

www.ingramcontent.com/pod-product-compliance
Ingram Content Group UK Ltd.
Pitfield, Milton Keynes, MK11 3LW, UK
UKHW021708130726
13696UKWH00004B/1681